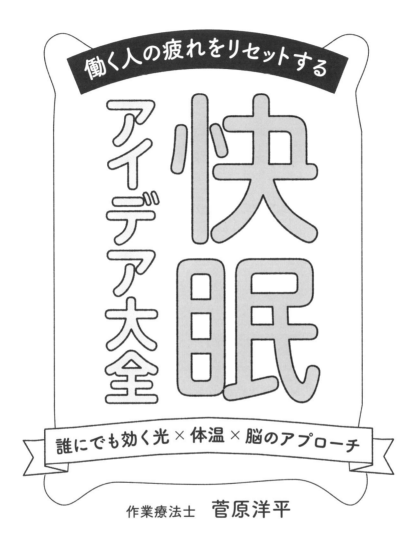

働く人の疲れをリセットする

快眠アイデア大全

アイデア大全

誰にでも効く光 × 体温 × 脳のアプローチ

作業療法士　菅原洋平

JN082635

SE
SHOEISHA

　本書を手にとってくださり、ありがとうございます。

　私は、リハビリテーションの専門職である作業療法士をしています。都内にあるクリニックで、睡眠外来を担当するかたわら、企業を対象に、従業員の方々の睡眠を整えることで、生産性を向上させ、事故を防止する活動をしています。

　睡眠外来や研修現場では、皆さんから様々な相談や質問が寄せられます。それらの内容は、日常のささいな疑問から、何年も悩み続けてきたことまで、非常に多岐にわたります。私はこれまで、医療や企業の現場での相談や質問に医学的な視点からお答えし、問題を解決してきました。

　本書は、その解決策や解決に至るまでのポイントを「快眠大全」として、まとめています。

　睡眠を改善するには、科学的に検証されたデータや科学的な根拠のある方法が必要ですが、根拠あるデータや方法をご紹介するだけでは、その人の睡眠を改善することはできません。情報だけならば、ネットで検索すれば、いくらでも手に入れることができますが、その情報を自分の生活に反映させるのは、なかなか難しいものです。

　そんな背景から、本書では、まず試していただいて体の変化を

実感していただけることを目指し、科学的なデータよりも、現場で工夫してきたことを中心に書かせていただいています。

　本書の TIPS は、1 〜 4 ページで完結する構成になっています。前から順番に読んでいただければ、睡眠改善に必要な姿勢をつくることができますが、気になるところから見てすぐに試していただけるように書いておりますので、お忙しい中でもパラパラめくって活用していただけると思います。

　私たちは、子供の頃から睡眠について習う機会がありません。これまで、睡眠のトラブルにうまく対処できなかったことがあったら、それは自分に非があるのではなく、自分に備わった機能を知らなかっただけです。睡眠の仕組みを知ってしまえば、すんなり改善できることも多いのです。

　本書に書かれていることくらいは誰でも知っている、という風土づくりができれば、睡眠への不安や焦りは大幅に減らせるはずです。

　本書を通じて、睡眠が「困りごと」から「使えるツール」に変わり、皆さんの日々が充実することを願っています。

本書の使い方

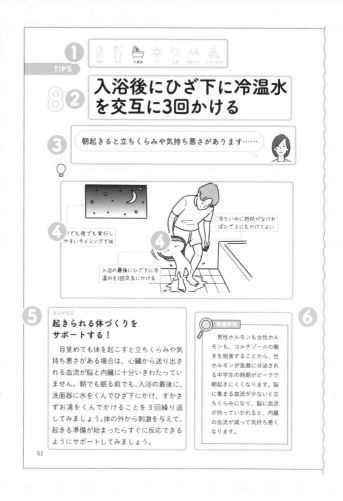

❶アイコン

何に関連する睡眠改善のアイデアなのがわかるように、解決策を「場所」「食事」「入浴法」「光」「運動」「睡眠計画」「心身の管理」の7つに分けてアイコンを掲載。

❷アイデア

悩みに対するアイデアがひと目でわかる。取り組めそうなものから始めよう。

❸悩み

よく著者に聞かれる悩みを掲載。共感できるかどうかが、このTIPSを読むかどうかの判断基準になる。

立ちくらみ対策はまず水分補給から

子供のころに、集会などで長時間立っていると気持ち悪くなったり、立ちくらみがする、急に顔色が悪くなる、ということを経験した人もいるかもしれません。この症状に対して、起立性調節障害という診断名がつくこともあります。最初に考える対策は、脱水を防ぐことです。脳や内臓に血流を届けるためには、そもそも血液量を確保しなければなりません。1時間に1回の水分補給をすることで、脱水を防ぎます。

その次の対策として交代浴が用いられることがあります。水風呂とお湯の風呂に交互に入ることで、冷たいときには血管が収縮して血圧が上がり、温かいときには血管が拡張して血圧が下がるという反応を速やかに引き出すことが狙いです。サウナなどで健康管理の方法として行う交代浴が代表的です。

そこで、家庭ではひざから下だけを狙って交代浴をしてみましょう。脳に血流を届けるために一番遠い位置にある足から水分を吸い上げられる能力を鍛えるのです。冬は寒いのでなかなかやりにくいと思いますが、すごく冷たい水でなくても、温度差がつけばOKです。

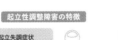

起立性調整障害の特徴

- 朝起き不良などの起立失調症状
- 頭痛・立っていると気分が悪くなる
- 全身倦怠感
- 立ちくらみ
- 動悸
- 食欲不振
- 集中力低下
- 気分不良
- 睡眠障害
- イライラ感

血圧が上がらず脳や内臓に血液が行き届かない

血圧が高まると血液が循環する

第2章　「早く起きて行動したい」を解決する 起床アイデア

53

---

❹ イラスト

悩みを解決するためのアイデアをイラストで解説。ポイントがひと目でわかる。

❺ アドバイス

アイデアを実践するとよい理由や実施する際の注意点などの詳細を解説。

❻ 理論解説

実験の例を挙げるなどして、アイデアに関連する睡眠のメカニズムを解説。アイデアを実践したほうがよい理由に納得できるはずです。

❼ もっとしりたい

さらに深掘りしたい役に立つ睡眠の話を掲載。

CONTENTS

第 **3** 章

「疲れているのに眠れない」を 解決する 入眠アイデア

第4章

「夜中にハッと目覚める」を 解決する 熟睡アイデア

第 **5** 章

「昼間に眠くなる」を
解決する 眠気撃退アイデア

第 **6** 章

「夜勤や育児などによる不規則な生活」を
解決する 時間調整アイデア

第 **7** 章

「場所が変わると眠れない・起きられない」を 解決する 環境づくりアイデア

第 **8** 章

「パフォーマンスが下がる」を 解決する 快眠アイデア

第 **9** 章
成果を見える化する睡眠記録のつけ方

読者特典データのご案内

読者の皆様にダウンロード特典として、紙面の都合上掲載できなかった「睡眠改善にまつわるお話」と本書でも紹介している睡眠記録の書き方がよくわかる「睡眠記録のポイントと記入例」をプレゼントいたします。

読者特典データは、以下のサイトからダウンロードして入手なさってください。

https://www.shoeisha.co.jp/book/present/9784798166407

※読者特典データのファイルは圧縮されています。ダウンロードしたファイルをダブルクリックすると、ファイルが解凍され、ご利用いただけるようになります。

◆注意

※読者特典データのダウンロードには、SHOEISHA iD（翔泳社が運営する無料の会員制度）への会員登録が必要です。詳しくは、Web サイトをご覧ください。

※読者特典データに関する権利は著者および株式会社翔泳社が所有しています。許可なく配布したり、Web サイトに転載することはできません。

※読者特典データの提供は予告なく終了することがあります。あらかじめご了承ください。

◆免責事項

※読者特典データの記載内容は、2021 年 2 月現在の法令等に基づいています。

※読者特典データに記載された URL 等は予告なく変更される場合があります。

※読者特典データの提供にあたっては正確な記述につとめましたが、著者や出版社などのいずれも、その内容に対してなんらかの保証をするものではなく、内容やサンプルに基づくいかなる運用結果に関してもいっさいの責任を負いません。

※会員特典データに記載されている会社名、製品名はそれぞれ各社の商標および登録商標です。

第1章

ビジネスパーソンの
睡眠のきほん

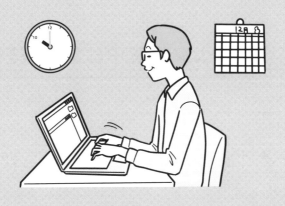

1 睡眠不足の
チェックポイント

☐ タンスの角に足をぶつける
～固有感覚～

☐ アメを途中で噛む
～セロトニン～

☐ パソコン作業中に髪や顔を触る
～ヒスタミン～

☐ 「あれ？ 何しにきたんだっけ？」となる
～ワーキングメモリ～

☐ 脚を組む、頬杖をつく
～抗重力筋～

☐ 眠る前に食べるのを止められない
〜レプチン、グレリン〜

☐ 周りがうるさいと集中できない
〜アルファ波聴覚過敏〜

☐ 「文章の同じ行を2回読んでしまう
〜マイクロスリープ〜

☐ 相手の行為や言葉を受け流せない
〜扁桃体〜

詳しい解説は次のページ

□タンスの角に足をぶつける　～固有感覚～

　タンスの角に足の小指をぶつける。これは、自分の脳が把握している体の**イメージと実際の体の動きにギャップがあるとき**に起こります。私たちの筋肉は、伸縮した情報を脳に送って、今の体がどのように動いているかを伝えています。これは、固有感覚と呼ばれる感覚です。

　睡眠不足になると、この固有感覚の情報が曖昧になります。「どのくらい足を前に出したか」という筋肉からの情報が曖昧になると、脳に伝わった情報よりも大きく足を前に出していて、そのままタンスの前を通ると足をぶつけるのです。同様に、ドアを通るときに肩がぶつかる、持っている鞄が引っかかる、包丁で指を切る、持っているものを落とすといったことも、睡眠不足で固有感覚の情報が不足したときに起こります。

□アメを途中で噛む　～セロトニン～

　アメを最後までなめずに噛んでしまう。これは、セロトニンという物質の不足を示しています。セロトニンとは、脳内で働く神経伝達物質です。脳を覚醒させるための物質のうちの1つで、急な刺激に反応しないように、緩やかに覚醒させる役割を担っています。

　セロトニンは、リズムのある運動をしているときに分泌されやすいという特徴があります。持っているボールペンをカチカチ鳴らしたり、貧乏ゆすりや机をコツコツ叩いたり、うろうろ歩き回ったりする。これらは、脳がセロトニン不足を補おうとして体にリズムのある運動を命令して起こっているのです。

□パソコン作業中に髪や顔を触る　～ヒスタミン～

　パソコン作業中に、髪や眉、鼻や口元を触っていませんか？または、ネクタイやネックレス、ピアスを触る人もいます。これは、脳を覚醒さ

せるヒスタミンという物質が過剰に増えているサインです。

　睡眠不足の状態で、脳を覚醒させなければならないパソコン作業や会話をすると、覚醒レベルを低いところから急激に高めるために、ヒスタミンが過剰に分泌されます。**ヒスタミンが増えすぎると、体の敏感な部分がかゆくなります。**

□「あれ? 何しにきたんだっけ?」となる 〜ワーキングメモリ〜

　デスクに座ったら、やろうとしていたことを忘れてしまう。こんな現象が頻繁に起こることから、物忘れについて外来に相談に来られる方も多いです。**このとき忘れてしまったことは、もといた場所に戻ってもう一度デスクに向かうと思い出すはずです。**実際に忘れてしまったわけではないので、「物忘れ」ではなく「不注意」による現象です。

　脳には、覚えたことをいったん脳にとどめておいて、そのこととは関係ない目の前の課題をこなし、必要になったら思い出すワーキングメモリという機能があります。この機能によって、家事や仕事など、複数の用事を同時進行することができるのですが、睡眠不足になると、ワーキングメモリの働きが低下します。そのため睡眠不足では、うっかりミスが増えたり、作業を再開したときにどこから再開するのかを調べるのに時間がかかったりするなど、確実に生産性が低下します。

□脚を組む、頬杖をつく 〜抗重力筋〜

　私たちが二足歩行をする姿勢を支え、常に重力に抵抗して働く筋肉を、抗重力筋と総称します。抗重力筋は、あご、お腹、お尻、太もも、ふくらはぎ、背中にあり、活動を維持して体を支えています。

　睡眠不足で脳の覚醒レベルが低下すると、この抗重力筋の活動が低下するため、姿勢が崩れます。座っているときに、すぐに脚を組んだり、両足の裏を地面につけていられない。机の上で頬杖をついたり、あごが

前に突き出たりして猫背になる。こんな姿勢になっていたら、それは、睡眠不足です。

　目を閉じて片足立ちをしてみてください。10秒も経たないうちにぐらぐらして足をついてしまったら、睡眠不足なのだと考えましょう。

□眠る前に食べるのを止められない ～レプチン、グレリン～

　朝目覚めてから18時間以上覚醒し続けていると、特に何か作業をしていなくても、脳はエネルギー不足の状態になります。6時に起床していたら、夜中の0時ごろです。

　脳は、活動の限界を超えてエネルギーが不足すると、満腹ホルモンのレプチンを減らし、食欲刺激ホルモンのグレリンを増やす指令を出します。すると、小腹がすいた感じや口寂しい感じになり、甘いものや歯ごたえのあるものが食べたくなります。

　脳がエネルギーの不足だと勘違いしているだけで、実際にお腹がすいているわけではありません。この反応は夜更かしをすれば誰にでも起こりますが、**普段の睡眠量がしっかり確保されている人は、小腹がすいた感じがしても食べずにいられます。**

□周りがうるさいと集中できない ～アルファ波聴覚過敏～

　頭がスッキリしていて、仕事に集中できているときは、周囲がざわざわと騒がしくても、その音が気にならずに仕事ができます。**周囲の音が気になるときは、睡眠不足により、脳の覚醒レベルが低下しているのです。**脳の活動を示す脳波では、しっかり覚醒しているときにはベータ波（14Hz以上）が多く見られますが、睡眠不足で脳の覚醒レベルが低下すると、8～13Hzのアルファ波が多く出現します。アルファ波が増えると、聴覚が敏感になります。この過敏な聴覚の影響で、私たちは周囲の物音が過剰に気になってしまうのです。

□文章の同じ行を2回読んでしまう ～マイクロスリープ～

　文章を読んだときに同じ行を2回読んでしまう、パソコンのキータッチのミスで変な漢字変換をしてしまう、話を聞いているはずが相手の話を復唱できないといった経験もあるかもしれません。

　これらは、マイクロスリープという現象です。無自覚に脳は眠っているという現象で、睡眠不足状態で頻繁に起こります。私たちが眠くなるとき、その眠気は脳からの活動限界のサインです。

　ところが、私たちは脳からの活動限界のサインを無視して活動し続けることができます。すると、脳は作業に影響のない範囲で神経活動を休止させるマイクロスリープでなんとか活動を保とうとします。**マイクロスリープは2〜7秒のごく短い睡眠で、眠っていたという自覚はありませんが、50%以上の確率で、何らかの作業ミスをしています。**この作業ミスは、大きなミスではありませんが、これを放置して作業を続けていると、大きなヒューマンエラーが起こります。

□相手の行為や言葉を受け流せない ～扁桃体～

　健康な人を睡眠不足の状態にして、その人の脳の画像を観察すると、扁桃体が活発になっていくという実験結果があります。扁桃体とは、脳の中にあるアーモンドのような形をした小さな部位で、見聞きした刺激に対して、それが自分にとって害になるものかどうかを判定し、たたかったり逃げたりするために体の代謝を高めて準備をする役割があります。

　扁桃体が過剰に働くと、ささいな刺激に対しても反応するようになり、平和な人間関係の中でも、人の行為や言動を被害的にとらえたり、不必要に攻撃的になったりすることがあります。冷静になった後で、「なんでそんなことにいら立っていたのか」と思うような場面があったら、それは睡眠不足による扁桃体の過剰活動によって引き起こされた反応です。

2 睡眠不足かどうかを知る方法

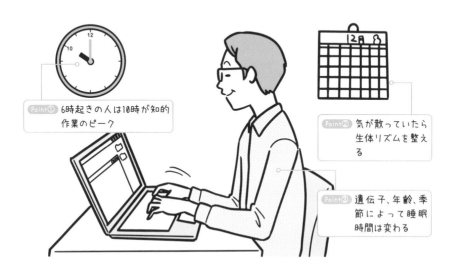

Point① 6時起きの人は10時が知的作業のピーク

Point② 気が散っていたら生体リズムを整える

Point③ 遺伝子、年齢、季節によって睡眠時間は変わる

◆ 知的作業のピークをつくる

　自分にとって適切な睡眠時間が何時間か、気になる人が多いと思います。適切な睡眠時間は、人によっても、季節や年齢によっても異なります。**すべての条件にあてはまる判定基準は、起床4時間後に眠気がないこと。**起床4時間後は、脳波活動が最も活発で、1日のうちで最も頭が冴えるはずの時間帯です。この時間に知的作業のピークを持ってくることを目指して、睡眠のリズムをつくっていきましょう。

　遺伝子によって適切な睡眠時間は異なるので、他人との比較より、自分の基準を持つことが大切です。睡眠時間は日照時間に依存し、夏至と冬至では2時間程度差がつきます。年齢を重ねるほど睡眠時間が短くなるのは、基礎代謝の低下、睡眠中の情報処理効率が上がることが要因です。

3　睡眠改善の基本手順

◆ 3つの要素を満たして快眠する

　適切な睡眠を得るには、次の3つの要素を満たす必要があります。

①質のよい睡眠

　質のよい睡眠とは、まず、23ページでご説明する睡眠効率が85%以上であることが条件です。そのうえで、目覚めたときに頭や体が軽く感じられて、眠る前に比べて回復したという感じがあり、起床4時間後に眠くならず集中力が発揮できていれば、睡眠の質が高いといえます。

②昼間の不適切な時間帯に眠気がない

　朝目覚めてから8時間後には、睡眠-覚醒リズムという生体リズムの影響で眠くなります。この時間帯を過ぎると、また頭が冴えてきて、就寝前にまた眠くなる。このように、1日に2回だけ眠気を感じていて、それ以外の時間帯は眠気を感じないのが理想です。

　単純に睡眠量だけが不足している場合は、不適切な時間帯に眠気があり、睡眠量を増やすとその眠気はなくなります。**睡眠量の目安は、週50時間以上です。**これは、メンタルに不調をきたして仕事を休職した場合、復職するときの健康度を判定する基準にも用いられています。

③満足度が高い

　睡眠に対して、高すぎる理想を持っていると、今の睡眠の満足度は下がってしまいます。例えば、「いつでも寝ようと思えばすんなり眠れて朝まで目覚めない睡眠」が理想だという認識があると、夜中に目覚めてしまった後すぐに寝つけても、朝には不満足に思ってしまいます。反対に、

「夜中に目覚めても、昼間元気に過ごせているから今の自分はこれで十分だ」と認識している人は、健康的な睡眠がとれているといえます。本書を通じて、睡眠に関する知識を得たうえで、今の自分にふさわしい睡眠のリズムをつくっていけば、おのずと睡眠の満足度は上がっていきます。

ベッドで眠る以外のことをしない

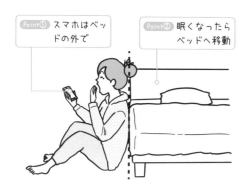

Point① スマホはベッドの外で

Point② 眠くなったらベッドへ移動

脳の海馬という部位が、行動の場所情報を記憶すると、その記憶が活かされて、翌日はよりスムーズに行動できます。同じ場所で同じ行動を数日繰り返すと、海馬の代わりに行動を自動化する線条体が働き、習慣がつくられます。習慣化の目安は4日。脳に望ましい習慣をつくりましょう。

「ベッド = 睡眠」と脳に記憶させる

脳は、自分の行動とその場所をセットで記憶し、次に同じ場所に行くときに、速やかに同じ行動ができるように準備します。ベッドでスマホの使用や読書をすると、脳がベッドは画像を見たり文字を読む場所だと記憶します。これは誤った記憶なので、ベッドは睡眠という作業をする場所だとすり替える必要があります。**ベッドでは眠る以外のことはしない**ようにし、眠くなったら何も持たずに就寝しましょう。

眠くないのにベッドに入らない

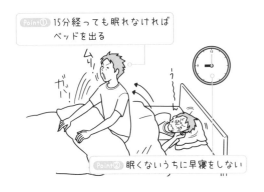

Point① 15分経っても眠れなければ ベッドを出る

Point② 眠くないうちに早寝をしない

　就寝を遅らせたら、睡眠時間が短くなってしまうのではないか、という不安もあると思います。しかし、眠れずにベッドにいるだけなので、実際の睡眠時間は変わりません。

睡眠効率を高める

　人間は、大脳が大きいので、眠るまでに時間がかかります。通常は、就寝して目を閉じてから 10 分程度で眠りに入ります。ところが、寝つけないまま 15 分経過すると、たいていはその後 1 時間は眠れないのが脳の構造です。**ベッドの中で眠れず考え事が浮かぶと、脳は、ベッドは考え事をする場所だと学習してしまいます。**早すぎる就寝を避けながら、眠くなる脳をつくる必要があるのです。

　医療機関で睡眠問題の有無を判定する**睡眠効率は、「睡眠時間÷ベッドの中にいた時間×100」**で計算します。0 時から 7 時までベッドにいて 2 時ごろから寝ついた場合、5 ÷ 7 × 100 ≒ 71。睡眠効率 71% です。睡眠に問題がないとされる基準が、睡眠効率 85% 以上です。睡眠効率85% は、おおよそ就寝して 30 分程度で寝つき、目覚めてから 30 分程度でベッドを出られた状態です。この状態を 2 週間継続できたら、就寝を早めてもすんなり眠れるようになるはずです。1 時間以上就寝を早めると、睡眠が途中で途切れて夜中に目覚めることがあるので、30 分ずつ早めてみて、寝つきがよく、日中に寝不足感がない時間を見つけましょう。

睡眠効率の計算式

① 何時ごろ寝床につきましたか？　　　　　　　□時　□分

② 何時ごろ起床しましたか？　　　　　　　　　□時　□分
　　※二度寝をしたときは最終的に寝床を出た時間

③ 実際の眠っていた時間はどれくらいでしたか？　□時間　□分
　　※二度寝や仮眠の時間を含まない

④ ①から②までの時間（寝床にいた時間）　　　　□時間　□分

⑤ ③ ÷ ④ ×100　＝　□　％

計算例

① 0時10分　② 6時40分　③ 6時間　④ 6時間30分＝6.5時間

⑤ 6 ÷ 6.5 × 100 ≒ 92.3 ％

「早寝早起き」標語の弊害

　私たちは、子供のころから「早寝早起きをしましょう」と習っています。眠ることが先で起きることが後という順番で認識しているせいか、「規則正しい生活を」といわれると、「就寝時間をそろえよう」と発想する人が大半です。

　第1章4節で改めてお話ししますが、脳は、目覚めて光を感知すると、その16時間後に眠くなる構造です。つまり、起床時間がそろわないと夜になっても眠くならないのです。就寝時間だけそろえても、寝つきの悪さが助長されてしまいます。今後は、「規則正しい生活を」といわれたら、「起床時間をそろえよう」と読み替えるようにしましょう。

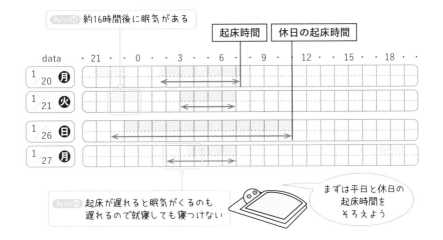

まずは休日前から試してみよう

「眠くなるまで待っていたら朝まで眠れないのではないか」と、心配になるかもしれません。そこでまずは、寝不足になったとしても影響が少ない、翌日が休みの日を狙って試してみましょう。

また、第９章２節でお話しする睡眠記録をとるのもおすすめです。記録をつけると、自分の脳が寝つく時間がわかるので、それより１時間も前にベッドに入っても寝つけないだろうということが目で見てわかります。「全然眠れなかった」と感じても、明け方には１、２時間ウトウトした時間があることがわかります。

寝つけないこと自体が問題なのではなく、寝つけないことへの不安や焦りが問題です。無理に眠るのをやめ、実際に眠っていた時間を把握できれば、かなり気分がラクになるはずです。

③ 生体リズムを整える　2週間単位で管理

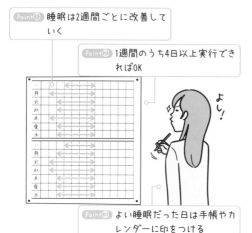

Point① 睡眠は2週間ごとに改善していく

Point② 1週間のうち4日以上実行できればOK

Point③ よい睡眠だった日は手帳やカレンダーに印をつける

よし!

およそ１日の周期のことを、サーカ（＝およそ）ディアン（＝１日）リズムといいます。１週間のリズムはサーカセプタンリズム、２週間がサーカダイセプタンリズムです。睡眠は、２週間単位で変化し、最初の２週間のリズムが強化されると、次の２週間が同調してより整います。

睡眠改善は過半数をとれば勝ち!

　生体リズムは割合が多いリズムに同調するので、望ましいリズムが過半数になれば、それが基準になります。そこで、**リズムを強化する行動は、週４日以上実行する**ことを目標にしてみましょう。すると、睡眠トラブルがなくなるというより頻度が減るという変化が起こります。**睡眠トラブルの頻度が減ったら、生体リズムが改善している**と考えましょう。

2つの時間帯に注目する

　眠っていないのにベッドにいる時間をなくす、というのは、就寝時だけではなく、起床後でも同じです。目覚めてからそのままベッドでスマホを見ている、ということもあるかもしれません。ここでも脳は、ベッドで視覚や言語を使うことを学習してしまいます。目覚めたら、まずはベッドを出てみましょう。そのまま窓際に行ければ理想的な動線ですし、ベッドを出てスマホを扱うように線引きするだけでも構いません。

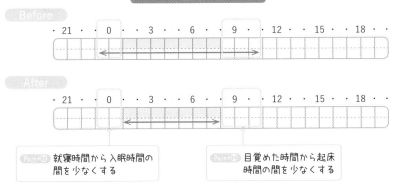

2つの時間帯に注目

Before

・21・・0・・3・・6・・9・・12・・15・・18・・

After

・21・・0・・3・・6・・9・・12・・15・・18・・

Point① 就寝時間から入眠時間の間を少なくする

Point② 目覚めた時間から起床時間の間を少なくする

　昼間に横になりたい、ということもあると思います。そんなときは、休む場所と眠る場所を分けましょう。**脳にとって、休むということと睡眠はまったく別の作業です。**睡眠時だけにベッドを使うようにすると、睡眠の質が向上します。

ワンルームでも快適に眠る工夫

　ワンルームで生活していて、食事も仕事も睡眠もすべて同じ場所の場合はどうすればよいか、と相談を受けることがあります。この場合でも、脳に視覚的にエリアを限定したことを学習させるとよいでしょう。

　普段使うのはベッドの足側半分だけで、もう半分の頭側には目覚めた後は入らず、ものも置かない。眠るときだけ、頭側も含めてベッドを使う。このようにエリアを限定すると、ワンルームでも眠れるようになった、ということがよくあります。

　また、布団を使用している場合は、同じ場所でも布団をたためば視覚的に違う場所にすることができます。眠る前にスマホを扱う習慣があるなら、布団はたたんだ状態にしておき、スマホを終えたら布団を敷くのがおすすめです。

4 生体リズムを整える 光のアプローチ

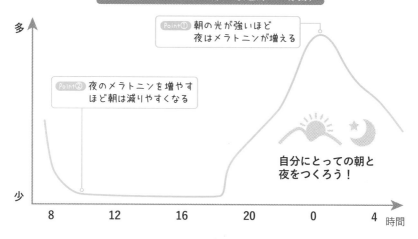

メラトニンリズム（6 時起床の場合）

多

Point① 朝の光が強いほど
夜はメラトニンが増える

Point② 夜のメラトニンを増やす
ほど朝は減りやすくなる

自分にとっての朝と
夜をつくろう！

少

8　12　16　20　0　4　時間

◆ メラトニンリズムを強化する！

　1 日の長さを決めているメラトニンは、朝、網膜から光を感知すると分泌がストップし、その 16 時間後に増えます。このリズムを強化すると、朝はスッキリ目覚めて、夜は自然に眠くなります。リズムを強化するには、**朝は目覚めたらできるだけ早いタイミングで、窓から 1m 以内の範囲に移動しましょう。**窓から 1m 以内にいれば、10 分程度でメラトニンが減っていきます。スマホや新聞を見るなど、いつもの朝の行動を窓際でする動線をつくると、自然に夜に眠くなるリズムがつくられます。もし、ベランダなど外に出ることができるならば、1 分程度でも臨床的にはリズムを整えることができるといわれています。休日など、二度寝をしたいときは、窓から 1m 以内の場所で二度寝をすれば、リズムのずれを防ぐことができます。

　メラトニンリズムは、光を感知する時間帯によって、前にずれるか後ろにずれるかが決まります。周期的に繰り返している生体リズムの1周期である1日分を「位相」といいます。平均的な起床時間の2時間前が、この位相の反応が変わる分岐点です。**起床時間の2時間以上前（6時起床の場合は朝4時以前）に強い光を感知すると、位相は後ろにずれて夜更かし＆朝寝坊のリズムになります。**夜眠る前に、部屋を明るくしていると、夜に眠気を感じにくくなるのはこのためです。

　起床2時間前以降に光を感知すると、位相は前にずれて早起き早寝のリズムになります。位相の反応が最も強いのが起床後1時間以内で、その後は時間が経過するほど、光による位相の反応は弱くなっていきます。起床後4時間をすぎると、光を感知しても位相は前にずれにくくなるので、外出する予定がない日でも、遅くても起床後4時間以内に窓から1m以内の範囲に入るか、外に出る必要があります。

位相反応曲線

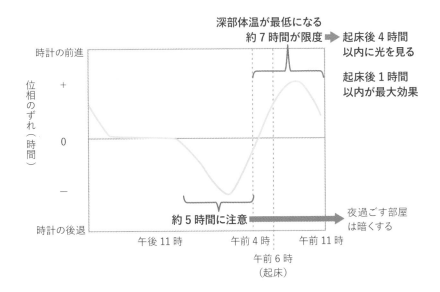

深部体温が最低になる
約7時間が限度　→　起床後4時間
以内に光を見る

起床後1時間
以内が最大効果

時計の前進

位相のずれ（時間）

＋

0

−

時計の後退

約5時間に注意　→　夜過ごす部屋は暗くする

午後11時　　　午前4時　　　午前11時

午前6時
（起床）

◆ 就寝 3 時間前から暗くする

　朝の光と同様に、夜を暗くするということも重要です。現代は、夜が明るいので、意図的に暗い環境をつくらないとメラトニンが減ってしまいます。一般的な部屋全体を明るくするシーリングライトで、部屋の明るさは 500 ルクス程度です。帰宅後から就寝まで、この 500 ルクスの部屋で 3 時間過ごすと、夜に分泌されるはずのメラトニンは、50% 減ってしまいます。**メラトニンは、昼間に体に蓄積された活性酸素を除去する働きがあるので、メラトニンが減ったままの睡眠では、体の疲れが残ってしまいます。**

　できるならば、部屋全体の照度を低くしてみましょう。使っていない部屋の照明を消したり、読書灯を手元にあてたりして、目に直接光が入らないように工夫してみましょう。4 日ほどで暗い環境にも慣れます。後ほどご紹介する、暗闇ストレッチや浴室の照明を消すなどを試してみて、意図的に夜をつくることで、脳が眠くなる環境を用意してみましょう。

メラトニン

　網膜で光を感知すると、体内時計の最高中枢である視交叉上核から松果体にメラトニン分泌を止める指令が出されます。体内時計は、人によって長短が異なりますが、メラトニンの分泌が止まることで、24 時間を 1 日として過ごすことができています。日本人の 1 日の体内時計の平均は 24 時間 10 分です。

　また、光に対する反応の強さは、遺伝子によって影響を受けています。光感受性の高い遺伝子を持っている人は、網膜の細胞が多く、光の影響を強く受けます。梅雨で曇りの日が続くと、朝から憂うつになる、12 月ごろに日の出が遅くなると朝起きられなくなる、といった経験があったら、自分は光に強く影響を受けるのだ、ということを自覚して、積極的に朝と夜をつくっていくと、リズムを整えやすいはずです。

5 生体リズムを整える
体温のアプローチ

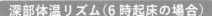

深部体温リズム（6時起床の場合）

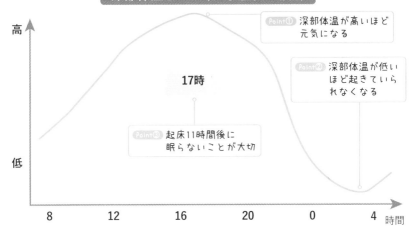

| 高 | | | | | | |

Point① 深部体温が高いほど元気になる

Point② 深部体温が低いほど起きていられれなくなる

17時

Point③ 起床11時間後に眠らないことが大切

低

8　　12　　16　　20　　0　　4　時間

◆ 夕方には眠ってはいけない！

　内臓の温度である深部体温は、1日のうちで高くなったり低くなったりします。起床から11時間後に最高になり、22時間後に最低になる周期を持っています。**私たち人間は、深部体温が高いほど元気になり、低いほど起きていられない状態になります。**深部体温は、普段体温計で計測する表面体温とは異なり、直腸からしか測ることができません。表面体温は、外気温によって調整されています。外気温が高くなると汗をかいて放熱し、寒くなると鳥肌を立てて蓄熱して、深部体温を保っています。その深部体温が時間の経過とともに変化するリズムがあるのです。

　このリズムをうまく利用することが、昼間元気で夜ぐっすり眠ることにつながります。深部体温が最高になる夕方に眠ってしまうと、夜に寝つきが悪くなってしまいます。

◆ 夕方には体を動かす

　ぐっすり眠るために、**最もやってはいけないことは？**と聞かれたら、**それは、夕方に眠ることです。**深部体温リズムが最高になる夕方に眠ると、その時間帯の深部体温が低下します。すると、リズムの振り幅が低くなり、夜には下がるはずの深部体温が下がらなくなってしまいます。深く眠るには、深部体温が急勾配で下がることが条件なので、たとえ寝つけても、睡眠の質が悪くなってしまいます。

　反対に、深部体温が最高になる時間帯に、より体温を上げることができれば、夜には急激に低下するので、寝つきがよく、睡眠の質が向上します。そこで、良質な睡眠を得るためには、夕方に体温を上げることが重要だということになります。

　深部体温を上げるには、熱を産生する器官である筋肉を活動させることが有効です。つまり、夕方に体を動かすほど、よく眠りやすくなるということです。

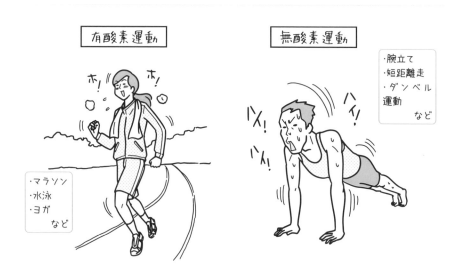

有酸素運動

・マラソン
・水泳
・ヨガ
　　など

無酸素運動

・腕立て
・短距離走
・ダンベル
運動
　　など

◆ 有酸素運動より筋トレが睡眠の質を向上させる

　最近、筋力トレーニングによって、睡眠の質が向上することが明らか
になっています。筋肉の量が増えると、体を動かすことで効率よく深部
体温が上がります。睡眠の質を向上させるには、1週間に1日だけ激し
い運動をしてそれ以外の日は運動しない、という条件より、軽い運動を
週4日している方が効果的です。運動をする習慣がない人は**まず、休日
の夕方に意図的に眠ることだけは避けてみましょう**。意図的に眠るとそ
の後元気になりますが、それは眠れなくなったのと同じだからです。夕
方に眠らずに済んだら、横にならないようにしましょう。座っているよ
り歩いている方が体温は上がりますし、運動できればさらに体温が上が
ります。普通に生活しているだけで、夕方には体温が上がるスケジュー
ルを組んでみてください。では、どんな筋トレをすればよいか、という
と、これまでやったことがあるメニューを選ぶのが1番よいです。特別
な運動より、続けられることを優先しましょう。

深部体温

　深部体温は、表面体温よりも高く、最高体温と最低体温で1度ほど差
があります。深部体温が高いほど元気になるのに、なぜ、1日のうちで
上下するリズムがあるのかと疑問に思われるかもしれません。深部体温
が高いということは、細胞分裂が激しく脳や体に負担がかかります。こ
れが1日中続いてしまうと、細胞が死滅してしまうので、細胞活動を低
下させて負担を減らす必要があります。脳が障害を受けたときに、それ
以上進行をさせないために、体温を下げて脳の働きを低下させる脳低温
療法という方法があります。これと同じようなことが、毎晩行われるこ
とで、翌日も活動することができていると考えましょう。昼間に元気に
活動するためには、夜に効率よく深部体温を下げる必要があるのです。

◆ 深部体温は体を温めると下がる

　深部体温を下げる、というと、眠る前に体を冷やした方がよいのか、ととらえてしまうこともあるかもしれませんが、それは違います。体を温めると深部体温が下がります。ここは、誤解のないように注意をしてください。**眠る前に体を冷やしてしまうと、体は体温を保とうとして深部体温を高く保ちます。**そのまま眠ると、深い睡眠が得られないので、朝起きたときにだるさや疲れが残ってしまいます。

　体は温かくして眠った方がよいのですが、電気毛布をつけたまま眠る、こたつの中で眠る、というように、電気で一定の温度を保たれてしまうと、体は放熱しようと汗をかいても深部体温が下がらず、やはり睡眠の質は低下してしまいます。眠る直前だけで睡眠の対策をしようと考えず、**夕方に体温を上げることを基本にして、眠る前には、体が放熱しやすい環境をつくる**ようにしましょう。

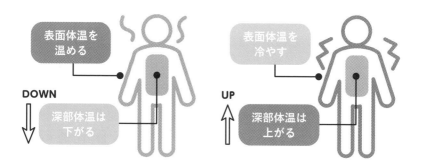

6 生体リズムを整える 脳のアプローチ

睡眠−覚醒リズム（6時起床の場合）

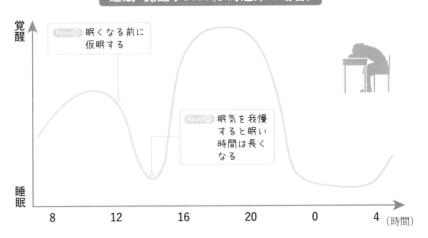

覚醒

Point① 眠くなる前に仮眠する

Point② 眠気を我慢すると眠い時間は長くなる

睡眠

8　　12　　16　　20　　0　　4　（時間）

◆ 1日に2回必ず脳が働かなくなる！

　脳は、1日に2回、必ず眠くなるリズムが備わっています。眠くなる時間帯は、起床から8時間後と22時間後です。昼食後に眠くなるという現象として知られていますが、実験によって、少量の食事を1時間ごとにとった場合や絶食をした場合でも、同じ時間帯に眠くなったことから、**食事とは関係なく眠くなるリズムがある**ことが明らかになっています。起床22時間後の眠気は、眠れなくても明け方には少し眠くなったり、徹夜をしているときでもウトウト眠くなったりする経験から、実感がある人もいるかもしれません。私たちの脳が、持っている力をしっかりと発揮するためには、このリズムを誘導するように、タイミングよく眠り、睡眠と覚醒のメリハリを強調する必要があります。

　睡眠 - 覚醒リズムによって、起床から 8 時間後（6 時起床の場合は 14 時）に眠くなるのは自然な現象ですが、**眠気を我慢していた挙げ句にウトウト居眠りをしてしまうと、ハッと目を覚ました後も、またウトウトすることを繰り返してしまう**ことがあります。これは、睡眠慣性という現象です。いったん睡眠の脳波が出てしまうと、目覚めたときに急に切り替わることができず、目覚めた後にも睡眠の脳波が混ざってしまいます。すると、頭が重くボーっとし、ひどいときには頭痛になることもあります。慣性の法則になぞらえて、睡眠慣性と名付けられているように、睡眠も急にやめることができないのです。普段から睡眠の量が十分確保されていたり、意図的に仮眠をして、不用意に眠くなる場面を防いでいる人ほど、睡眠慣性は起こりにくいです。睡眠慣性を防ぐことは、生産性を高めることにつながるので、脳の働きを客観的に管理するつもりで、次の計画仮眠を使ってみましょう。

◆ 計画仮眠 4 つを大まかに解説

　計画仮眠をうまく活用するには、次の 4 つのポイントがあります。

① 眠くなる前に目を閉じる

　睡眠慣性を防ぐために、眠気が出る前にあらかじめ目を閉じて眠気を防いでおきましょう。起床から 6 時間後あたりが狙い目です。

② 目を閉じる時間は 1 〜 30 分まで

　計画仮眠といっても、実際に眠る必要はありません。目を閉じるだけで、脳波にはゆっくりとしたアルファ波が出現します。これだけでも、目を開けた後スッキリした感覚をつくることはできます。

③ 座ったまま目を閉じる

　頭を横にして眠ると、夜間に確保しておくべき深い睡眠が出現してしまい、夜間睡眠の質が低下してしまいます。リクライニングや寄りかかるなどして、頭を横にせず、眠気だけを取り去ります。

④ 何分後に起きるかを 3 回唱える

　1 分後に起きる、と 3 回唱えて目を閉じると、1 分の少し前に心拍数が高まり、体が起きる準備をすることが明らかになっています。

　計画仮眠については、第 5 章でさらに詳しくご紹介します。

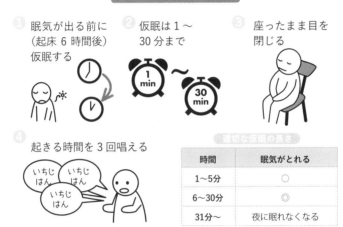

計画仮眠 4 つのルール

① 眠気が出る前に（起床 6 時間後）仮眠する

② 仮眠は 1 〜 30 分まで

③ 座ったまま目を閉じる

④ 起きる時間を 3 回唱える
いちじはん　いちじはん　いちじはん

適切な仮眠の長さ

時間	眠気がとれる
1〜5分	○
6〜30分	◎
31分〜	夜に眠れなくなる

睡眠物質

　睡眠 - 覚醒リズムは、どのようにつくられているのかは、いまだに不明な点が多いです。1 つの候補になっているのが、睡眠物質です。睡眠物質の 1 つである、プロスタグランディン D_2 は、私たちが目覚めた時点から、脳脊髄液の中に溜まっていきます。プロスタグランディン D_2 が溜まると、アデノシンという物質が増えます。アデノシンは、昼間に活動するために必要なエネルギーであるアデノシン三リン酸の最終代謝物です。アデノシンは、神経を抑制する GABA を増やし、GABA により、脳を目覚めさせているヒスタミンが抑制されると、眠ります。活動エネルギーが代謝されて睡眠物質として働くサイクルです。

7 何かあったらすぐに 起きられるレム睡眠

◆ レム睡眠で危険を察知する！

　眠っていても地震があると目が覚めるのは、危険な刺激に反応することがレム睡眠の役割だからです。これは生物として必要なシステムです。レム睡眠は、通常1日の睡眠の25%程度を占めますが、生体リズムの乱れで**レム睡眠が増えると、ちょっとの物音でも起きてしまうようになります**。深い睡眠の形をつくり、回復と危機管理を両立させることが大切です。

◆ アセチルコリンが増えると刺激に反応する

　脳幹の橋背側に存在するアセチルコリン神経群は、レム睡眠をスタートさせます。アセチルコリンは、覚醒に近い脳波をつくり、急速眼球運動、心拍や脈拍の急な高まりといった自律神経の変動に関与しています。また、近くのグルタミン酸神経に影響を与え、筋緊張を低下させます。

　レム睡眠中は、注意を向けるべき対象物に反応しやすい状態です。動物は、無防備な状態で眠っている間も周囲に外敵がいないかを監視しているのですが、このシステムが無駄に働いてしまうときがあります。

　それは、ベッドの上に眠りに関係ないものが置いてあるときです。スマホ、タブレット、ラジオ、本、飲み物など、普段注意を向ける対象であるものが、眠るエリアの中に置かれていると、脳が「安全なはずの巣の中に外敵がいる」と反応して目が覚めてしまいます。脳が安心して眠れるように、ベッドの上で眠る以外のことはせず、**ベッドの上に眠りに関係ないものを置かないようにしてみましょう**。

8 理屈より快適であること を最優先する

◆ 理屈より快適さが重要!

　睡眠は、人生の目的ではなく、目的を果たすための手段です。行動を選択するときは、自分が快適であることを最優先します。理屈では、眠くないうちはベッドに入ってはいけませんが、ベッドの外にいるのが苦痛ならば、ベッドで読書をする方を選んでください。不安や苦痛が睡眠改善の1番の問題です。

　二度寝や週末の夜更かしは、睡眠が乱れる行為ですが、それが楽しみならば、その時間を狙ってつくり、しっかり楽しめるようにしましょう。

最も避けていただきたいのは、なんとなくそうなっていた、という事態です。 夜更かしするつもりじゃないのに、動画を見ていて気づいたらすごい時間が経っていたというように、意図しない行動の場合は、その行動自体も楽しくないですし、睡眠も乱れるので、何もいいことがありません。

「毎日早めに就寝しなければ」「休日も早起きしなければ」と決めてしまうと、生活が息苦しくなります。「今日は夜更かししよう」と決めて、その日はちゃんと夜更かししたことが楽しめるように準備する。そうすれば、ずれたリズムもすぐに戻すことができます。睡眠の技術は、より人生を楽しむために使いましょう。

◆ その行動が自分に快適さをもたらすかをチェック

　睡眠改善には、科学的根拠となる理屈が必要ですが、理屈だけでは人の行動は変わりません。自分を客観視するメタ認知で、その行動が自分に快適さをもたらしているかをチェックしてください。先入観や俗説に振り回されず、自分の感覚を重視し、心地よい時間を増やしましょう。

仕事に熱中しすぎるワーカホリズムを防ぐ

過度に仕事に依存するワーカホリズム

「強迫的かつ過度に一生懸命働く傾向」と定義されるワーカホリズム。社会のため、経済的な理由のため、など外的な要因ではなく、「仕事をしなければいけない！」という内的衝動性を制御できなくなる状態です。例えば、休日でも仕事をしていないと落ち着かない人は要注意です。これは、個人の性格や考え方の問題とされがちですが、睡眠の量や質が低下していると、ワーカホリズムになりやすいことが明らかになっています。

起床をそろえて累積睡眠量を増やす

ワーカホリズムは、睡眠と深い関係があります。看護師を対象に行われた研究では、ワーカホリズムに該当する人は、そうでない人に比べて、睡眠不足感 3.4 倍、過度な眠気 5.4 倍、起床困難感 2.6 倍 という結果でした。過度な仕事への依存を防ぐには、睡眠改善が重要です。毎朝同じ時間に起きて仕事をすることを意識し、残業した翌日は昼寝によって累積睡眠量を増やしていきましょう。

職業ストレスに関する調査では、残業時間が 61 〜 80 時間の男性、つまり残業があまりにも長すぎた人は、疲労感を感じながらも活気が高いという結果が見つかっています。これは、あまりに残業時間が長いと、働き続けることに陶酔感のような感覚を覚え、これには β エンドルフィンが関係しているのではないか、と推測されています。β エンドルフィンがもたらす「ランナーズハイ」の作用で、**本人は活気の低下を自覚していなくても、体に負担がかかっていることは変わらないので、そのまま働き続ければ心臓疾患やうつ病を発症する危険性があります。**

第2章

「早く起きて行動したい」を
解決する 起床アイデア

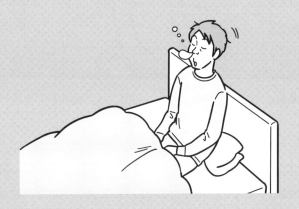

1

ベッドに座って
二度寝してみよう

朝起きてもまたすぐに二度寝してしまいます……

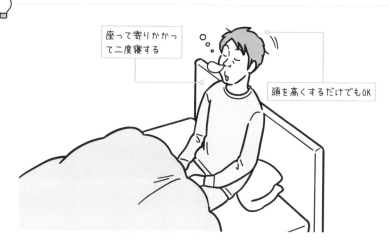

座って寄りかかっ
て二度寝する

頭を高くするだけでもOK

ADVICE

脳にかかる重力方向を変える

　二度寝で余計にだるくなるのを防ぐため
に、頭を起こしてみましょう。目覚めたら、
枕を高くしたりベッドのヘッドボードに寄
りかかったりして、横になっていた頭をで
きるだけ縦にしましょう。そのまま眠って
しまっても、頭を起こしていれば、長時間
眠ることは避けられ、二度寝後のだるさは
軽減します。これを繰り返せば、目覚めて
からベッドを出るまでの時間が徐々に短く
なっていきます。

理論解説

　体を起こすと、重力によ
って血液が足元に集まりま
す。これに対応して脳に血
液を集めるために、起床3
時間前から、血圧を高める
コルチゾールが分泌されて
います。二度寝の際は血圧
が上昇して目覚めたタイミ
ングで頭を起こすと、血圧
の調整が少ないので、体へ
の負担が軽減します。

名浴　食事　入浴法　光　運動　睡眠環境　心身の管理

2 カーテンを開けて眠る

週末に夜更かしして次の日は起きるのが遅くなります

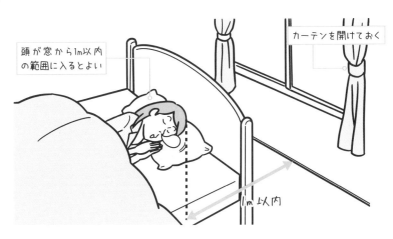

頭が窓から1m以内の範囲に入るとよい

カーテンを開けておく

1m以内

ADVICE

脳に光を届けて後は自由！

　週末に寝だめをする習慣がある人が、いきなり平日と同じ時間に起床するのはとても難しいです。まずは、脳に光を届ける条件だけを満たして、起きるか二度寝するかは自由に決めるようにしてみましょう。週末ごとに繰り返していると、朝になると自然に目が覚めるようになっていきます。反対に、朝になっても暗いまま二度寝することだけは避けるようにしましょう。

> **理論解説**
>
> 　網膜に集中しているメラノプシンという受容体が光を受けると、メラトニンが減ります。目を開けている方が、メラトニンは減りやすいですが、目を閉じていてもある程度減らすことはできます。窓から1m以内にいれば、直射日光でなくてもメラトニンを減らすことができます。

パートナーと生活リズムが違ったら？

同居家族や一緒に住んでいるパートナーが、朝の光が苦手だとか、遅く起きる生活なのでカーテンを開けないということで、夜に寝つけない、ということもよくあります。同居していても、遺伝子のタイプは異なるので、光の影響を受けると思う人は、目覚めてから寝室とは別の部屋の窓際に行ったり、パートナーと光の環境について相談したりしてみましょう。**まずは、自分が光に対して感受性が高いかどうかを確かめておくとよいでしょう。** 次のような傾向があったら、意図的に朝の光と夜の暗さをつくるようにしてください。

・朝の光を見ると、頭がさっぱりして目が覚める感じがする
・夜に電化製品のスタンバイの小さな光がついているだけでまぶしく感じ、コンビニなどの明るいところで一定時間過ごしたときは眠くなりにくい
・外出しなかった日、つまり強い光を浴びなかった日は、その晩に眠くなりにくい

新型コロナウイルス感染拡大の影響で、外出自粛になったら寝つきが悪くなったと感じている人が多くみられます。リモートワークの場合は、窓の外を眺めることもなく仕事を始められるので、朝の光によってつくられていた夜の眠気がなくなってしまったということが原因であることも多いです。特に外出しない日は、目覚めたら窓際1m以内に行くかベランダに出るようにしておきましょう。

理論解説

光感受性が高い人が、日当たりの悪い住まいに引っ越したことがきっかけで、夜に眠れなくなるということもあります。転居や眠る部屋を変えたこと、窓に遮光カーテンやシャッターをつけたことなどがきっかけで、睡眠が変わることもあります。寝つきや寝起きに変化があったら、自分が過ごしている部屋の光環境に注意を払ってみましょう。民間の遺伝子検査サービスで、光感受性に関係するOPN4という遺伝子について、自分の傾向を調べることができます。

前日に「何時に起きる」と 3回唱えて眠る自己覚醒法

3

> 目覚ましが鳴っても気づかないときがあります

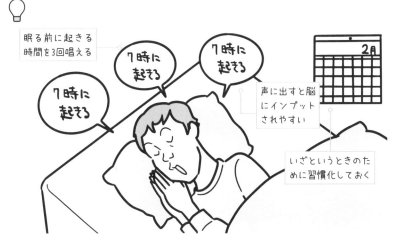

眠る前に起きる時間を3回唱える

7時に起きる

7時に起きる

声に出すと脳にインプットされやすい

いざというときのために習慣化しておく

ADVICE

脳に起床準備のゴールを設定しよう！

目覚まし時計の音に気づかないときには、脳に起きる準備をさせてみましょう。就寝前に、翌朝起きたい時間を3回唱えてみてください。声に出して唱える方がより脳にインプットされやすいですが、声に出さずに頭の中で唱えるだけでもよいです。いつも通りの平日から実行しておくと、絶対に寝坊できないときにピッタリ起きる準備ができます。

理論解説

起床準備を担うコルチゾールの分泌は、言語化された時間に依存する傾向があります。自己覚醒法の実験では、起床時間を言語化して眠った人の約6割が「スッキリ起きられた」と体験していて、実行する日数が増えるほど、スッキリ起きられる人の割合が増えることが確認されています。

第2章　「早く起きて行動したい」を解決する 起床アイデア

4 就寝を 30分遅らせてみる

朝起きるのが早すぎてしまいます……

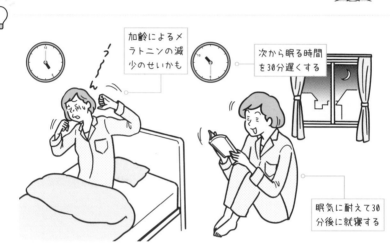

加齢によるメラトニンの減少のせいかも

次から眠る時間を30分遅くする

眠気に耐えて30分後に就寝する

ADVICE

朝の起床時間に合わせて コンパクトに眠る

早すぎる時間に起きたとき、その日さらに早めに就寝してしまうと、ますます早い時間に起きるようになってしまいます。「早寝＝睡眠時間が延びる」というわけではありません。希望の時間に起床するリズムをつくるためには、「遅寝遅起き」が解決策になります。まず就寝を30分遅らせてみて、その時間で数日固定し、また30分遅らせることを繰り返しましょう。

理論解説

加齢などにより、メラトニンの量が減るとリズム全体が前進し、早く眠くなり早く起きてしまうことがあります。メラトニンのリズムだけに頼らず、眠るタイミングを自らコントロールしてみましょう。就寝を遅らせても実質の睡眠時間は変わらないはずです。

5

スヌーズ機能に
頼りすぎない

早めに目覚まし時計をセットしてスヌーズを使っています

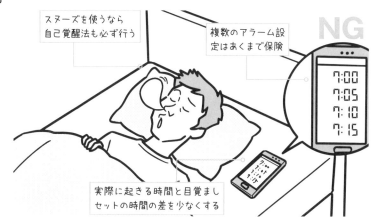

スヌーズを使うなら
自己覚醒法も必ず行う

複数のアラーム設
定はあくまで保険

NG

7:00
7:05
7:10
7:15

実際に起きる時間と目覚まし
セットの時間の差を少なくする

第2章　「早く起きて行動したい」を解決する　起床アイデア

ADVICE

スヌーズを使うほど
目覚められなくなる！

　目覚まし時計を止めても、また5分後にアラームが鳴るスヌーズ機能を使っている人も多いと思います。実はスヌーズ機能を使うほど、狙った時間に目覚められなくなることが、実験で明らかになっています。スヌーズを使う場合、自己覚醒法も必ず実行しましょう。スヌーズはあくまでも保険として、自己覚醒法を2週間継続すると、スヌーズはいらなくなっていきます。

理論解説

　コルチゾールによる準備は、目覚める時間から逆算して進められます。スヌーズは、このゴールをずるずる後ろに引き延ばす機能です。自己覚醒法による予告なく音刺激で睡眠を邪魔され、それを5分ごとに繰り返されると、目覚めるタイミングがわかりにくくなってしまいます。

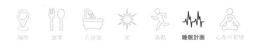

6

実際に起きた時間に目覚ましをかける

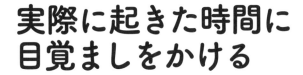

> 朝6時に起きたいのに10時まで眠ってしまいます

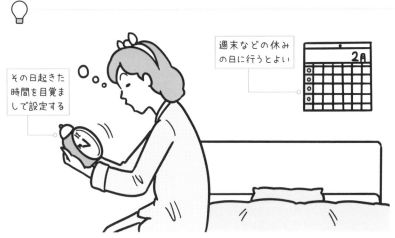

その日起きた時間を目覚ましで設定する

週末などの休みの日に行うとよい

ADVICE
希望より現実を脳に知らせる！

10時に目覚めたならば、脳が最終的に起床準備を整えることができた時間が10時だということです。その脳の作業終了時刻に合わせ、10時に目覚ましをかけて「10時に起きる」と3回唱えて眠ると、翌朝は9時50分くらいに目が覚めることがあります。そうしたら、9時50分に目覚ましをかけると翌朝は9時30分に目覚める。これを繰り返すと、希望の時間に目覚められるようになります。

理論解説

早く起きたいという希望は、生体リズムを前倒ししたい、ということです。生体リズムは、まず、現在のリズムでスッキリ目覚められるようになったらようやく前倒しすることができます。今の起床時間にスッキリ起床することを目指せば、生体リズムを徐々に前倒しできます。

7

起床時の脈拍を
睡眠改善の指標にする

朝から体がだるくて起きられません……

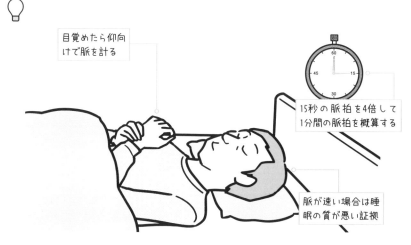

目覚めたら仰向けで脈を計る

15秒の脈拍を4倍して1分間の脈拍を概算する

脈が速い場合は睡眠の質が悪い証拠

ADVICE

数値化で睡眠の質を高める！

　起床時の脈拍を計ってみましょう。睡眠中には、血圧や呼吸数、心拍数が低下しているため、起床直後は、脈拍は通常よりゆっくりになっているはずです。通常、起きているときの脈拍は1分間に60〜100回ですが、起床時はそれよりも遅いことがあります。

　数日計測してみると、疲れているときや昼間に眠気があるときは脈が速いことに気づきます。数値化すると、ぐっすり眠る工夫をする動機づけになります。

　起床時心拍数は、夜間睡眠中の自律神経活動の乱れが反映されるため、**睡眠の質を知る最も簡便な計測対象として、アスリートの体調管理に使われています。**帰宅が遅いときや出張後には、何日休むと普段の体調に戻るのかという指標がわかり、科学的な休息ができます。

　自律神経の働きには、1日のうちに活発になって鎮静する日内変動があることが明らかになっています。朝の目覚めの3時間前から血圧と心拍数が上がり始めて、目覚めてから14時間後あたりから急激に低下していきます。7時起床の場合は、夜中の4時から心拍数が上がり、夜の9時から急激に下がるということになります。この自律神経のリズムは、もともと私たちに備わっているので、このリズムに生活を合わせてみると、脳と体のパフォーマンスを高めることができます。

＼ もっとしりたい ／
夜中のスマホをやめるには？

　睡眠外来では、「スマホを見ているのをなかなか切り上げられなくて就寝が遅くなってしまう」という相談に対して、「**21時に閉店になることにしてみてはどうでしょうか**」とお話しすることがあります。

　どうもこの「閉店」という言葉がわかりやすいようで、これをきっかけに、夜の生活のスケジュールをうまく組めるようになる方が多いです。

　終了時間が決まっていて、自分の裁量ではどうにもならないということにすると、その時間までにやるべきことを済ませるように全体の行動を組み立てるようになります。

　いつでもどこでも何でもできるという環境は、一見便利そうですが、すべての行動を自分で選択していかなければなりません。最適な行動をいちいち選択するのはかなり難易度が高いですし、脳に負担がかかります。脳は、行動を選択するのにエネルギーを消費するので、**ある程度行動に制限がある方が無駄なエネルギーの消費を抑えることができてラクになる**ということが多いのです。

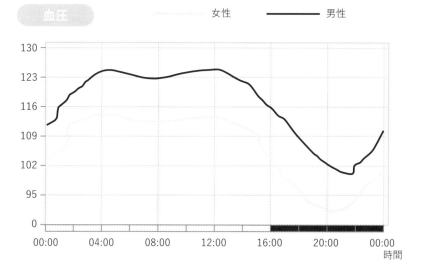

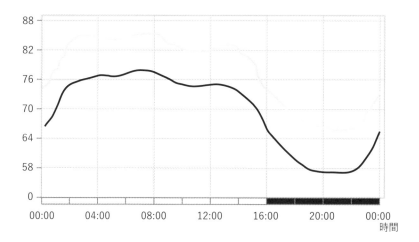

※健康成人の 24 時間血圧と心拍数の変動

横軸は朝の覚醒時を 00:00 とした時刻、黒いバーは睡眠時間帯を示す。上は収縮期と拡張期の血圧（mmHg）。下は心拍数（bpm）の 24 時間にわたる変動。グラフの黒い線は男性、青い線は女性の成績。

出所：Hermida, Ramón C et al. "Modeling the circadian variability of ambulatorily monitored blood pressure by multiple-component analysis." Chronobiology international vol. 19,2 (2002)

TIPS

8

入浴後にひざ下に冷温水を交互に3回かける

> 朝起きると立ちくらみや気持ち悪さがあります……

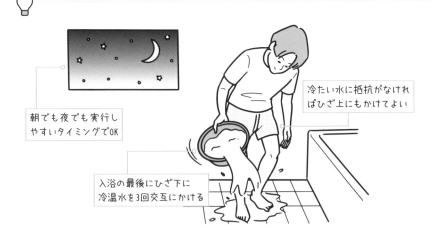

朝でも夜でも実行し
やすいタイミングでOK

冷たい水に抵抗がなけれ
ばひざ上にもかけてよい

入浴の最後にひざ下に
冷温水を3回交互にかける

ADVICE

起きられる体づくりを
サポートする！

　目覚めても体を起こすと立ちくらみや気持ち悪さがある場合は、心臓から送り出される血流が脳と内臓に十分いきわたっていません。朝でも眠る前でも、入浴の最後に、洗面器に水をくんでひざ下にかけ、すかさずお湯をくんでかけることを3回繰り返してみましょう。体の外から刺激を与えて、起きる準備が始まったらすぐに反応できるようにサポートしてみましょう。

理論解説

　男性ホルモンも女性ホルモンも、コルチゾールの働きを阻害することから、性ホルモンが急激に分泌される中学生の時期がピークで朝起きにくくなります。脳に集まる血流が少ないと立ちくらみになり、脳に血流が持っていかれると、内臓の血流が減って気持ち悪くなります。

立ちくらみ対策はまず水分補給から

　子供のころに、集会などで長時間立っていると気持ち悪くなったり、立ちくらみがする、急に顔色が悪くなる、ということを経験した人もいるかもしれません。この症状に対して、起立性調節障害という診断名がつくこともあります。最初に考える対策は、脱水を防ぐことです。脳や内臓に血流を届けるためには、そもそも血液量を確保しなければなりません。1時間に1回の水分補給をすることで、脱水を防ぎます。

　その次の対策として交代浴が用いられることがあります。水風呂とお湯の風呂に交互に入ることで、冷たいときには血管が収縮して血圧が上がり、温かいときには血管が拡張して血圧が下がるという反応を速やかに引き出すことが狙いです。サウナなどで健康管理の方法として行う交代浴が代表的です。

　そこで、家庭ではひざから下だけを狙って交代浴をしてみましょう。脳に血流を届けるために一番遠い位置にある足から水分を吸い上げられる能力を鍛えるのです。冬は寒いのでなかなかやりにくいと思いますが、すごく冷たい水でなくても、温度差がつけばOKです。

第2章　「早く起きて行動したい」を解決する　起床アイデア

起立性調整障害の特徴

● 朝起き不良などの起立失調症状
● 頭痛・立っていると気分が悪くなる
● 全身倦怠感
● 立ちくらみ
● 動悸
● 食欲不振
● 集中力低下
● 気分不良
● 睡眠障害
● イライラ感

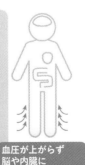

血圧が上がらず
脳や内臓に
血液が行き届かない

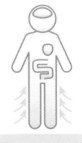

血圧が高まると
血液が循環する

TIPS

9

目覚めたら すぐに着替える

朝は体のかゆみがひどいです……

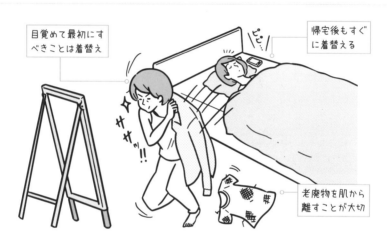

目覚めて最初にすべきことは着替え

ピピ…

ササッ!!

帰宅後もすぐに着替える

老廃物を肌から離すことが大切

ADVICE

睡眠中に排出した老廃物を 肌から離す！

　睡眠中には、汗を使って体の老廃物の排泄をしています。脳が目覚めるときには、ヒスタミンという物質が増えます。ヒスタミンは、炎症やアレルギー反応に関わっているので、ヒスタミンが増える朝の時間帯に、老廃物が肌に付着していると、かゆみが起こります。そこで、目覚めたらすぐに、パジャマを着替えて老廃物を遠ざければ、かゆみは軽減します。

理論解説

　ヒスタミンが過剰になると、アレルギー反応が起こるので、アレルギーの薬として抗ヒスタミン剤が使われます。抗ヒスタミン剤の副作用に眠気があるのは、ヒスタミンが脳の覚醒に関与しているからです。抗ヒスタミン剤の眠気を主作用とした睡眠補助薬が、薬局で販売されています。

朝食前10時間を 絶食する

10

> 朝食が大事といわれますが、食べても元気が出ません

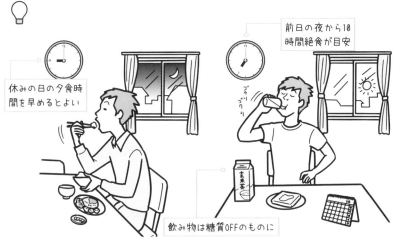

前日の夜から10
時間絶食が目安

休みの日の夕食時
間を早めるとよい

飲み物は糖質OFFのものに

ADVICE

10時間絶食後の朝食で
目覚める！

　長い絶食後の食事で、生体リズムはスタートします。通常、1日3食の場合、夕食から朝食が最も絶食時間が長くなります。長い絶食の目安は、10時間です。連休の最終日の夕食を早め、糖質が多い飲料も避けて絶食時間を延ばすと、翌勤務日の朝食をとった時点で生体リズムが明確にスタートし、午前中からぼんやりするいわゆる休みぼけを防ぐことができます。

理論解説

　食事は、光や深部体温とは独立して生体リズムに影響を与えています。絶食は、余分なエネルギー消費を抑えて、エネルギー効率を高める生体の戦略です。反対に、間食をし続けていると、生体リズムのタイミングが合わずエネルギー効率が悪くなり、だるさや疲れを感じやすくなります。

11 朝食に 甘いものを食べる

朝起きてから活動し始めるまで時間がかかります

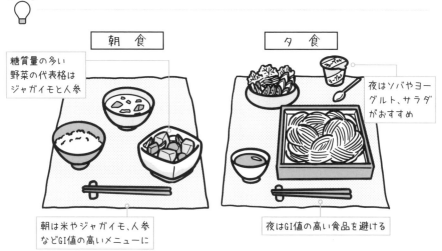

朝　食

糖質量の多い
野菜の代表格は
ジャガイモと人参

朝は米やジャガイモ、人参
などGI値の高いメニューに

夕　食

夜はソバやヨーグルト、サラダがおすすめ

夜はGI値の高い食品を避ける

ADVICE
GI 値が高い食品は 生体リズムが動きやすい

　朝食に甘いものを1品加えてみましょう。GI 値が高い食品は、生体リズムを大きく動かします。普段の起床2時間前以降に食べると、生体リズムは前倒しされて朝から活動しやすくなります。就寝前にGI 値の高い食品を食べると、生体リズムは後ろにずれて、朝は寝起きが悪くなります。朝はしっかり、夜はヘルシーな食事だと、生体リズムが整いやすいです。

理論解説

　GI（グリセミック・インデックス）値とは、食後血糖値の上昇度合いを食品ごとに示した値です。甘いものや脂っこいものは高く海藻などヘルシーな食品は低いです。GI値と検索し、朝に1品足す食べ物や、夜に小腹がすいたときに食べるものを決めておいたりすると利用しやすいです。

TIPS

12 起床1時間前から 暖房で室温を上げる

冬は布団が恋しくて起きられません……

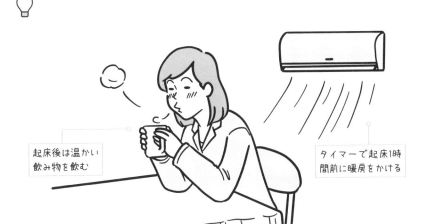

起床後は温かい
飲み物を飲む

タイマーで起床1時
間前に暖房をかける

ADVICE

室温を上げて
深部体温リズムをサポート！

　起床2時間前から上がり始める深部体温のリズムを助けると、目覚めやすくなります。朝の気温が低くなると、深部体温が上がりにくく起きるのが大変になります。そこで、起床1時間前にタイマーで暖房をかけて、室温を上げてみましょう。これで布団から出やすくなります。さらに起床後には、温かい飲み物を飲むと、直接深部体温の温度を上げることができます。

理論解説

　起床2時間前の最低体温時には、自覚的にも寒く感じ、活動が極端に低下します。そこから深部体温は自然に上昇しますが、大きく上昇するほど朝から活動しやすくなります。リズムをサポートし続けると、生体リズムが同調し、自然に深部体温が上がりやすく、起床しやすくなります。

13 二度寝の効果を自己評価する

朝の二度寝がやめられません……

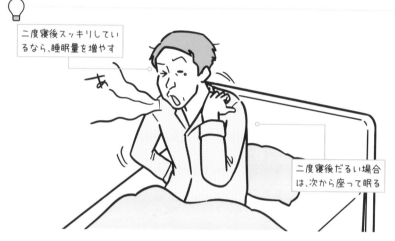

二度寝後スッキリしているなら、睡眠量を増やす

二度寝後だるい場合は、次から座って眠る

ADVICE

二度寝をしたら
回復していなければならない

二度寝をしたからには、1回目の目覚めより回復していなければなりません。二度寝後の目覚めをチェックしてみましょう。二度寝後にスッキリした感じがあったら、それは量的な睡眠不足のサインです。普段から数分でも早く就寝して、累積睡眠量を増やしてください。二度寝後にだるくなっていたら、1回目の目覚めで睡眠は終わっているので、思い切って座りましょう。

理論解説

コルチゾールにより起床準備が整ったにもかかわらず、再び横になって眠ると、分泌が増減して不安定になり、起き上がりにくくなります。「週末は寝だめで体力を回復する」という概念だけで、実際には逆効果の二度寝を繰り返してしまわないように、二度寝の有効性を自己評価しましょう。

TIPS

14

平日と休日の起床時間を3時間差以内にする

休日に寝だめをすると余計眠くなります……

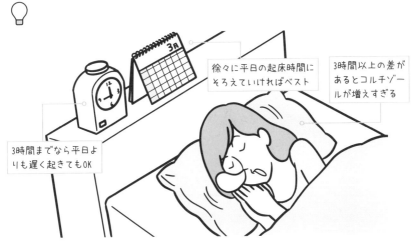

徐々に平日の起床時間にそろえていければベスト

3時間以上の差があるとコルチゾールが増えすぎる

3時間までなら平日よりも遅く起きてもOK

ADVICE

起床時間の差は3時間まで！

　起床時間の差が3時間以内の人に、メンタルの不調者はとても少なく、逆にメンタル不調の初期段階では、朝起きられなくなります。意図的に週末に寝だめを続けることで、結果的にメンタル不調を招いてしまうこともあります。起床時間はそろっているほどよいですが、いきなりそろえるのは大変なので、まずは、平日と休日の起床時間を3時間差以内にすることを目指しましょう。

理論解説

　休日に普段の起床時間より3時間以上寝だめをすると、起きた後でイライラしたり、家事などやることが面倒くさくなったりすることがあります。これは、コルチゾールが日中に増えていることで起こる反応です。起床時間の差を減らすことは、脳を健全に保つ重要なポイントです。

睡眠 食事 入浴法 光 運動 睡眠計画 心身の健康

15

睡眠の限度を決めて絶対に起きている時間を延ばす

休みになると1日中眠っています……

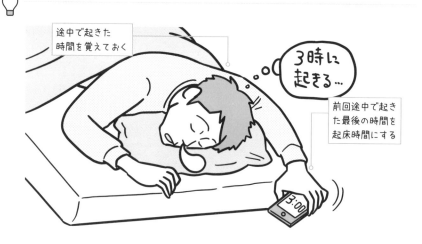

途中で起きた時間を覚えておく

3時に起きる…

前回途中で起きた最後の時間を起床時間にする

ADVICE

絶対起きている時間帯を延ばす！

　どれだけ長時間睡眠の人でも、19 時から 21 時は起きていることが多いです。絶対に起きているこの時間帯を延ばすと、総睡眠時間は減るものの、スッキリ起きられるようになります。例えば、7 時、10 時、13 時、15 時、18 時と継続的に目覚めていたら、まず 15 時以降は眠らないようにしてみましょう。1 週間できたら、次は 13 時以降に眠らない、というように、絶対に起きている時間帯を延ばしましょう。

昼まで眠ってしまう人がチェックすべきこと

　本当は朝起きる生活をしたいのに、実際は昼過ぎまで眠ってしまう、という場合は、挫折感や罪悪感を抱いている人も多いです。無理に朝起きる生活にしようと、朝に目覚ましのアラームをかけて何度もアラームを鳴らしているという人もいますが、**まずチェックしていただきたいのは、長時間の睡眠をとったことで、目覚めたときにスッキリしているかということです。**

　数日に1日や休日だけ長時間眠ることがあるという場合、長時間眠って起きたときがスッキリしていて、夜の睡眠も問題なく寝つけていたら、それは睡眠欲求によって眠っています。**生活に支障がないならば、無理にそのリズムをずらさずに、長時間睡眠のときに眠る時間帯をそろえることを目指してみましょう。**眠る時間帯がバラバラになると、ちょっとしたきっかけで睡眠の時間帯がずれやすくなり、寝つきや寝起きの悪さを引き起こします。

　夜のメインの睡眠時間帯と、長時間睡眠をとった場合の睡眠時間帯以外の時間は眠らない、というように、睡眠と覚醒の時間帯を区分してみましょう。

　一方で、長時間眠って目覚めたときに、だるさがあったり、昼過ぎまで眠ってしまうと夜に寝つけなくなるという場合は、間延びした睡眠を夜間の時間帯に集中させていく対策をしましょう。最も優先することは、睡眠を経て、脳や体が回復していることです。

　睡眠をとったことでだるさが生じるならば、その分の睡眠は余分だと考えて、その前のタイミングで目覚めた時間帯から眠らないようにしてみると、睡眠と覚醒のメリハリをつけることができます。これを継続していると、夜間の睡眠の質が向上するため、1日に1回、夜間のみ眠れば昼間は眠らずに済むというリズムに集約されていきます。

理論解説

　睡眠のコアタイムと絶対に起きている時間帯が明確に区切られると、睡眠‐覚醒リズムの振り幅が大きくなります。覚醒と睡眠のメリハリが強いので、睡眠の質が向上し、短時間睡眠でもスッキリできるようになります。

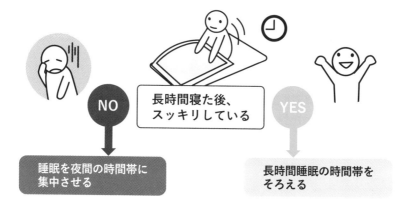

長時間寝た後、
スッキリしている

NO → 睡眠を夜間の時間帯に
集中させる

YES → 長時間睡眠の時間帯を
そろえる

　少なとも直近の7日以上、**毎晩10時間以上眠る人は、長時間睡眠者**と診断されることがあります。男性の約2％、女性の約1.5％が該当するという報告があります。もともと生まれつき長時間睡眠なのか、何らかの要因で長時間睡眠になるのかは、いまだに明らかになっていません。日中の時間帯だけ眠るといった睡眠時間帯のずれが見られることは少なく、長時間の睡眠をとった分スッキリしたり、強制的に夜間に長時間眠ると日中の眠気がスッキリすることが特徴です。

　「ネットの記事などで調べて、自分は長時間睡眠者だと思います」と相談されることも多いですが、その際は、だるさからくる睡眠と欲求に基づいた睡眠を分けて観察していただきます。だるくて横になっていたら眠っていたという感じで長時間眠っている場合は、長時間睡眠を必要としているわけではありません。しっかりと覚醒しないことで睡眠に入ってしまったり、目覚めたのに引き続き睡眠の脳波が残る睡眠慣性が起こってしまったりすることが多いです。

　そのため、だるさから眠ってしまう場合は、長時間眠っても目覚めた後で、スッキリせず体調が悪いことが多くあります。そこで、睡眠の限度を決めて、その時間帯以降は眠らないというように、絶対に覚醒している時間帯を設けることで、睡眠と覚醒の時間帯を区分していくと、睡眠時間は短くなっていき、その方が体の調子がよいと自覚するようになっていきます。

16 早起きしたい前日の朝に外に出る

ゴルフで早起きしたい日は早寝をしても眠れません

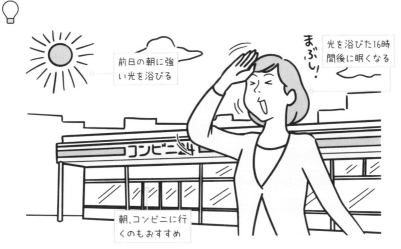

前日の朝に強い光を浴びる

まぶしい！

光を浴びた16時間後に眠くなる

朝、コンビニに行くのもおすすめ

ADVICE

早起きの準備は前日の朝から！

　早起きをしたい前日の朝に、外に出るなどして強い光を脳に届けると、その16時間後に眠くなるメラトニンリズムの振り幅が強くなり、夜には早めに眠くなります。眠くなったタイミングで就寝すれば、普段より就寝時間を早めても寝つきやすく、早起きがしやすくなります。数日前から朝は外に出るようにしておくと、希望する日に早起きできる確率は高くなります。コンビニの光も効果的です。

理論解説

　生体リズムは、前日のリズムに影響を受けるので、急な早起きや早寝はできにくく、寝つきや寝起きの悪さを引き起こします。

　生体リズムをうまく使うためには、前もって準備をする発想が必要で、脳に届ける朝の光を強くすることで準備ができます。

17 2月末と8月末には より朝の光を意識する

5月ごろはやる気が出なくなります……

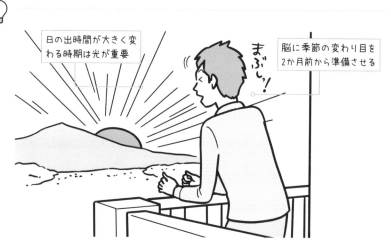

日の出時間が大きく変わる時期は光が重要

脳に季節の変わり目を2か月前から準備させる

まぶしっ!

ADVICE

2月末の光で5月病を予防する!

　日の出時間が大きく変わる2月末と8月末に、脳に光を届けることは、5月病や冬季うつ病の予防につながります。

　2月末はまだ寒く8月末はまだ日が長いので、季節の変化を感じにくいですが、この時期から次の季節の準備として、目覚めたらベランダに出たり、窓から1m以内に移動するようにしたりすると、春のだるさややる気のなさ、運動不足、秋のイライラや食べ過ぎ、寝つきの悪さを少なくすることができます。

　日本は北半球にあるので、夏は気圧が下がり気温が上がり、冬はその逆になります。この季節の変化に体を合わせるように、自律神経の働きで調整しています。

　春先から気温が上がり始めると、代謝も上昇傾向になり、体に負担がかかります。また、胃腸などの内臓の活動への負担を軽減するために、副交感神経の活動が活発になります。気分は穏やかに、内臓活動は活発になるモードです。ところが、春先の引っ越しや環境の変化で交感神経活動が高まると、その反動で副交感神経が過度に働き、突然やる気が起こらなくなったり、運動不足になったり、甘いものなど手っ取り早くエネルギーになる糖質をとりすぎたりするという様子が見られることがあります。

　季節が進んで秋を迎えると、体温を維持していくために、交感神経の活動により血圧や心拍数が高まります。これに乗じて、日の入りが早まったにも関わらず、秋の夜長を楽しむというように夜更かしを続けていると、交感神経が鎮まりにくくなり、イライラしやすくなったり、極端な過食になったりすることもあります。

　季節に応じた体づくりは、その季節の2か月前から始められていて、その基準となるのが、朝の光の時間帯と強さです。季節の変化にかかわらず、目覚めたら窓際1m以内に行く生活をしていれば、脳がそのときの光から情報を受け取り、準備してくれるので、季節の変わり目に心身の不調が起こりにくくなります。

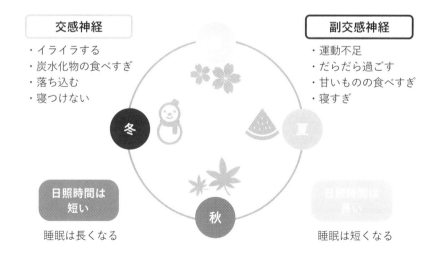

交感神経
・イライラする
・炭水化物の食べすぎ
・落ち込む
・寝つけない

副交感神経
・運動不足
・だらだら過ごす
・甘いものの食べすぎ
・寝すぎ

冬

秋

日照時間は短い
睡眠は長くなる

日照時間は長い
睡眠は短くなる

第2章　「早く起きて行動したい」を解決する　起床アイデア

4日実行できれば習慣になる

脳に成功を積み上げる！

　やればいいことはわかっていても挫折してしまう人もいます。行動を変えるには、「できない行動は選ばない」ときっぱり決めましょう。脳は、以前の行動の記憶をもとに、次の行動の準備をするので、行動をガラッと変えることはできません。その代わり、1つの工程や行動の順番だけを変えるなら確実に実行できます。それを週4日実行できれば、それがスタンダードな行動になり、それ以外の行動は選択肢から外して省エネをします。これで習慣が変えられます。

週末＋平日2日実行できれば合格にする

　脳の働きを変えるには、確実にできる課題を選び、失敗をつくらないエラーレス・ラーニングを設定することが重要です。できない課題は、確実にできることまで分解して、スモールステップをつくります。その課題を、週の過半数を占める4日以上実行できれば習慣化します。

　スモールステップをつくることができると、仕事や家事でも小さな成功を積み上げることができるようになります。

　例えば、「部屋を片付ける」ことがなかなかできなかった場合、この課題を細かく分解します。書類をファイルにしまう、本を本棚に入れる、使ったものをもとの位置に戻す、スマホを充電器のところに置く、というように、「それくらいならできる」という課題に分解します。分解した課題がたくさんできても、それをすべて実行しようと思う必要はありません。

　9分割のマスを書いて、分解した課題をそれぞれのマスに書き入れていき、1つ実行できたらそのマスをつぶして、縦・横・斜めのどれか1列ができたら達成！　というように、**やらなければならないことを9ブロックタスクにすると、小さな成功を積み上げやすいです。**

第 3 章

「疲れているのに眠れない」を
解決する 入眠アイデア

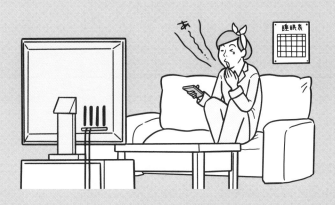

TIPS

18 眠気のサインを見つける

夜になっても眠くなりません……

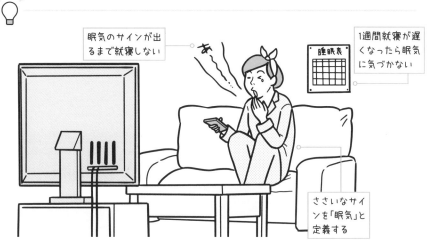

眠気のサインが出るまで就寝しない

1週間就寝が遅くなったら眠気に気づかない

睡眠表

ささいなサインを「眠気」と定義する

ADVICE

1週間の夜更かしで
眠気に気づかなくなる！

　普段0時に眠っている人が1週間夜中の1時まで起きていると、0時に感じていた眠気は感じなくなります。眠気を感じなくなると、就寝が遅くなることが慢性化し、就寝しても寝つきが悪くなります。「眠いから眠る」というより「時間だから眠る」という感覚になり、就寝をプレッシャーに感じるようになることもあります。

　眠気を感じなくなっても、大脳からは眠気のサインが出ています。あくびが最もわかりやすい眠気のサインですが、さらにささいなサインを見つけて、それが「眠気だ」と再定義します。生体リズムを整えながら眠気のサインが出た日をチェックしていると、サインが出る日の割合が増えていきます。

　大脳の働きと眠気の関係に関する実験では、反応速度と眠気にギャップが起こることが明らかになっています。14日間の実験で、刺激に対する反応速度を測り、同時に自覚する眠気の度合いが調べられました。実験は、徹夜群と、4時間、6時間、8時間ベッドにいる群にそれぞれ分けて行われました。結果は、睡眠時間が短いほど、日を追うごとに反応速度は低下していきました。しかし、眠気尺度は、徹夜群では日を追うごとに高まりましたが、それ以外の4時間以上ベッドに入っている群は、最初の1週間は眠気が増していきますが、それ以降は、それ以上眠気を感じなくなりました。このことから、大脳は1週間で眠気に慣れる「順化」という現象が生じるものの、刺激に対する反応は低下して、反応速度の低下を自覚できなくなることが明らかになっています。「放っておいても眠くなる」と考えるのではなく、夜に眠くなるように、大脳の働きを管理していくことが重要です。

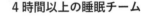

徹夜チーム	4時間以上の睡眠チーム

- 大脳の反応速度が低下
- 日を追うごとに眠気が高まる

- 大脳の反応速度は睡眠時間が短いほど低下
- 1週間後には眠気を感じなくなる

\ もっとしりたい /

1週間夜更かしを続けた人の立て直し方

　大脳は、1週間夜更かしを続けるだけで眠気に慣れて気づかなくなってしまいますが、その眠気を再び感じられるようにするには、少なくとも1か月かかります。

　睡眠外来では、「夜に眠気を感じますか？」とうかがうと、「全然眠気を感

じません」と答えられることが多いです。そこから、生体リズムを整えて、**就寝前に眠気を感じた日をカウントしていただきます**。最初の2週間のうちに、就寝前にあくびが出る日は、1日あるかないかです。2週間実行した中で、この行為は睡眠を整えるのに意味がありそうだと感じられたものをさらに強化して、次の2週間を過ごしていただくと、就寝前の眠気は3日、4日と増えていきます。週4日以上、就寝前の眠気が出てくれば、それが生体リズムの標準になるので、そこまではリズムを整えていきます。

　大脳が眠気を感じるということを一度失うと、再び取り戻すのが大変です。夜更かしする日が連続し続けるなどと無自覚に遅く就寝するパターンが固定されないように、意図的に夜更かしをして、時折、眠気を感じたタイミングで就寝する日もはさむようにしておきましょう。

理論解説

　眠気に気づかず、慢性的に睡眠不足になると、日中の脳の覚醒度が低下します。すると、刺激があるときは起きていられますが、刺激が途絶えると急に眠くなるようになります。例えば、会議中に、自分が発言しているときにはまったく眠気を感じていないのに、他の人が議論を始めると急に眠くなる、ということが起こります。同様に、テレビを消すと急に眠くなったり、静かだと集中できず音楽をかけ続けたりすることも起こります。このような場合、行動誘発性睡眠不足症候群と診断されることがあります。この診断基準として挙げられるのは、①日中に眠気があること、②休日の方が平日より長く眠ること、③就寝してから8分未満で寝つけること、です。あまりにも寝つきが早いのは、睡眠不足の兆候なのです。

行動誘発性睡眠不足症候群の診断基準

□日中に眠気がある　　□休日の方が　　　　　□就寝してから
　　　　　　　　　　　　平日よりも長く眠れる　　8分未満で寝つける

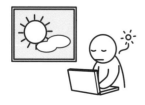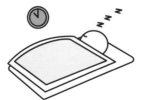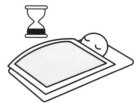

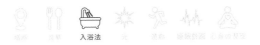

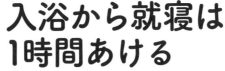

19

入浴から就寝は
1時間あける

入浴後に目が覚めてしまいます……

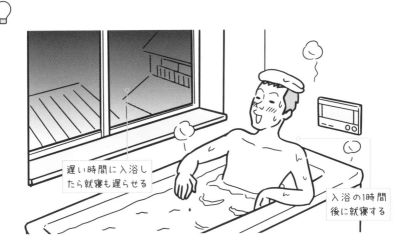

遅い時間に入浴したら就寝も遅らせる

入浴の1時間後に就寝する

ADVICE

入浴で深部体温リズムに反動をつける！

　起床11時間後から就寝に向けて下がっていく深部体温は、入浴によって再び引き上げられると、その反動で約1時間後に急激に低下します。このタイミングで眠くなりやすく、就寝すると、最初の睡眠の質が向上します。もし、帰宅が遅く入浴が遅くなったら、早く就寝すると寝つけなくなります。あえて30分から1時間就寝も遅らせると、質のよい睡眠が確保できます。

＼もっとしりたい／

熱い風呂や温泉好きは就寝をさらに遅らせてみる

「入浴から就寝まであけるべき時間はどのくらいか」と質問いただくことがよくあります。就寝前に体温が上がる度合いが高いほど、下がるのに時間が

第3章　「疲れているのに眠れない」を解決する　入眠アイデア

かかります。**42℃以上の熱いお風呂に入ることが好きな方は、それだけ体温が高くなる**ので、就寝から1時間半や2時間前に入浴を終えておくとよいと思います。

　また、温熱を持続させる成分を多く含む入浴剤を入れたお風呂や温泉に長く漬かったときに寝つけなくなるという相談もよくあります。高い体温が長く持続すれば、それだけ入眠後の深い睡眠が出現しにくくなり、途中で起きてしまう原因にもなります。入浴剤を入れたお風呂や温泉に長い時間漬かってリフレッシュをしたいというときは、あえて就寝は遅らせてみましょう。**放熱が進んでくると、あくびが出るなどの眠気のサインが出てくる**ので、眠気が出てから就寝するようにして、楽しむことと体調を整えることを両立できるタイミングを計ってみましょう。

理論解説

　　深部体温リズムは、体の外部から温められたり冷やされたりすると、いったん逆の温度に振れて中央値に戻ります。この現象は、ホメオスタシスと呼ばれます。この原理を利用して、深部体温をいったん上げると、頭や足の裏から放熱されて眠り始めの深部体温を下げることができます。ホメオ（＝均一な）スタシス（＝状態）は、環境に応じて体を基準値に戻す生理学的な仕組みです。体に対して気温や気圧の変化、心理的なプレッシャーや運動による代謝の変化が加えられると、それによって生じた体内の変化をもとの状態に戻す反応が起こります。この過程でいきなりもとに戻るのではなく、反対の状態に大きく振れて振り子のような原理で、徐々にその振り幅が少なくなっていくように中央値に戻っていきます。この変化から戻る基準である中央値は、いつも一定ではなく、時間の経過によって変化します。この仕組みが生体リズムです。生体リズムの波を知っていると、自分の脳と体がいつどんなパフォーマンスになるのかがわかるので、ホメオスタシスの機構に負担をかけずに、省エネな行動でハイパフォーマンスを発揮できます。

ホメオスタシスのイメージ

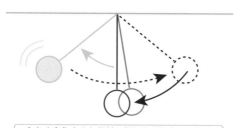

大きく変化すると反対に振れながらもとに戻る

浴室の照明を消して入浴する

夜の方がかえって頭が冴えてきます……

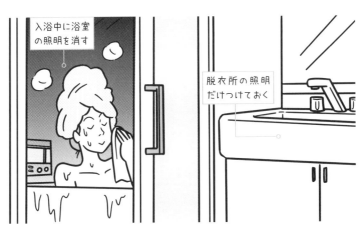

入浴中に浴室の照明を消す

脱衣所の照明だけつけておく

ADVICE
脳に「夜」を知らせる

　浴室は低いところに照明があることが多いため、脳に強い光が届けられてしまいます。そこで、浴室の照明を消して、脱衣所の照明だけで入浴してみましょう。脱衣所の照明だけでも、周囲を見る十分な明るさはあります。薄暗い中で入浴していると、気持ちが静まったり、考えがまとまったりするような感じがあると思います。入浴後は、リビングを暗めにすると、自然に眠くなりやすいです。

理論解説

　外部からの刺激がなくなると、脳内では、情報をまとめるデフォルトモード・ネットワーク（DMN）の働きが高まります。入浴中に、DMNが働く時間を確保することができれば、昼間に得た情報が脳内で「使える情報」に加工されるので、ひらめきが生まれたり、行動を変えるきっかけになったりします。

第3章　「疲れているのに眠れない」を解決する 入眠アイデア

TIPS

21 暗闇ストレッチをする

仕事から帰ってきても体が緊張しています……

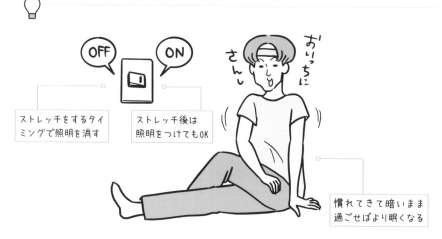

OFF / ON

ストレッチをするタイミングで照明を消す

ストレッチ後は照明をつけてもOK

おいっちに さんぃ

慣れてきて暗いまま過ごせばより眠くなる

ADVICE

光と体温のリズムを
ダブルで活用！

　就寝前にストレッチをすると、深部体温は緩やかに上昇し、その後に低下するので、寝つきやすくなります。ストレッチのメニューは、普段からやり慣れたものが長続きしやすいです。ストレッチ中に、部屋の照明を消してみましょう。メラトニンが増加しやすく、体の感覚や呼吸も意識しやすいので、ストレッチに集中できて、自然に眠くなりやすいです。

 理論解説

　ストレッチでは抗重力筋を緩ませることが大切です。抗重力筋は、脳の覚醒レベルを反映しています。就寝後のノンレム睡眠のサイクルの最後に出現するレム睡眠では、抗重力筋の活動が消失して、だらっと脱力した状態になります。睡眠時には気持ちを落ち着け、抗重力筋の働きを低下させやすくする必要があるのです。

\\　もっとしりたい　／

抗重力筋を緩ませるストレッチ

　筋肉は大きく伸ばしたり、強く力を入れたりして収縮させた後で緩むという特徴があります。まず、**抗重力筋のあごとお腹の筋肉を伸ばすのは、うつぶせの姿勢になって、両手を肩幅に開いて床につき、そのまま上体をそらします。**あごを天井に突き上げるようにすると、あごの筋肉を伸ばすことができます。ヨガではコブラのポーズや魚のポーズが該当します。

　もう1つは、太もも、お尻、背中、ふくらはぎを伸ばす前屈のストレッチです。**脚を伸ばして座り、片方の脚をあぐらをかくように曲げて、伸ばした方の脚のひざに頭をつけるように伸ばします。**手でつま先を持つと、ふくらはぎも伸ばすことができます。勢いをつけずに、ゆっくりと息を吐きながら20秒伸ばしてみましょう。自分なりの定番のメニューを決めたら、それを真っ暗にした部屋で行い、その後、仰向けになって、全身の力を抜いてみましょう。ヨガではしかばねのポーズが該当します。真っ暗な中で、抗重力筋の活動が低下すると、頭がぼんやりしてきたり、眠くなってくると思います。眠気を感じたら、そのまま就寝してみましょう。

<table>
<tr><td>抗重力筋のあごとお腹の筋肉を
伸ばすストレッチ</td><td>太もも、お尻、背中、ふくらはぎを
伸ばす前屈ストレッチ</td></tr>
</table>

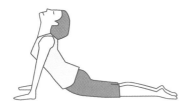

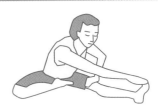

Point① うつぶせの姿勢になって、両手を肩幅に開いて床につく

Point② そのまま上体をそらす

Point③ あごを天井に突き上げるようにする

Point① 脚を伸ばして座り、片方の脚をあぐらをかくように曲げる

Point② 伸ばした方の脚のひざに頭をつけるように伸ばす

Point③ 手でつま先を持ち、ゆっくりと息を吐きながら20秒

22

足首を温めてから眠る

眠るときには足が冷えています……

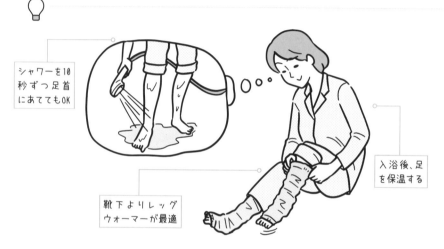

シャワーを10秒ずつ足首にあててもOK

入浴後、足を保温する

靴下よりレッグウォーマーが最適

ADVICE

足首を温めて保温する

　眠る前に足のくるぶしが冷えていると、寝つきが悪くなることがあります。入浴後には、レッグウォーマーや足先を切った靴下を履いて足首を保温すると、深部体温が下がりやすくなります。靴下を履く場合は、履いたまま眠ると放熱しにくいので、脱いで就寝しましょう。シャワー浴の場合は、シャワーの最後に、両足首に10秒ずつシャワーをあてて、足首を温めましょう。

理論解説

　足のくるぶしの辺りを通る脛骨動脈が温められると、血管が拡張されて、足先や足の裏から放熱されて血液の温度が下がります。この血液が、内臓を巡ると深部体温が下がって眠りやすくなります。足首は筋腹がなく発熱できないので、温めたら保温する必要があります。

場所　食事　入浴歩　光　運動　睡眠対策　**心身の管理**

23

ホットタオルで
首を温める

眠るときに、目や口が乾いています……

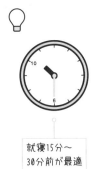

就寝15分〜
30分前が最適

あ〜
きもちぇ〜

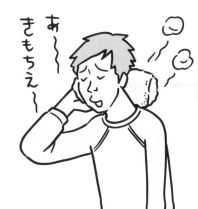

レンジで温めた
タオルを首にあてる

ADVICE

首を温めて休息モードに！

　就寝前や起床後に、目や口が乾いている、呼吸が浅いと感じたら、就寝前に首を温めてみましょう。タオルを濡らしてレンジで温めたり、お湯でしぼったりすると、ホットタオルができます。これを首にあててみましょう。就寝 15 〜 30 分前が最適なタイミングです。夜まで頭を働かせたまま眠るのではなく、睡眠中に行われる、体を回復させる活動をサポートしてみましょう。

理論解説

　唾液腺や涙腺、呼吸器などを管轄する副交感神経節は、頭と首の間辺りに位置しています。就寝前にここを温めて神経活動を高めると、目や口がうるおったり、体の力が抜けて呼吸がしやすくなったりすることがあります。反対に、交感神経活動は低下して、心拍数、呼吸数、血圧が低下しやすくなります。

24 横隔膜を ストレッチする

眠る前でもリラックスできず呼吸が浅いです……

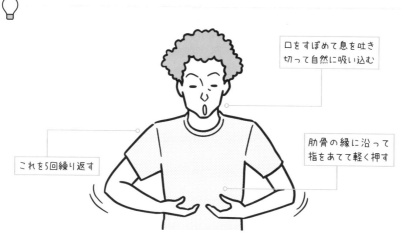

口をすぼめて息を吐き切って自然に吸い込む

これを5回繰り返す

肋骨の縁に沿って指をあてて軽く押す

ADVICE

横隔膜を緩めて 眠りの質を高める！

　眠る前に肋骨の縁を触って固ければ、横隔膜が固くなっているかもしれません。交感神経活動が過剰に高まっていると、会話中やパソコン作業中に、無意識のうちに呼吸が止まっています。すると、夜でも交感神経が低下しにくいので、眠る前に横隔膜をストレッチしましょう。肋骨の縁に沿って指をあてて軽く押しながら口をすぼめて息を吐き切って自然に吸い込む×5回です。

理論解説

　横隔膜は筋肉で、その周囲に神経叢があり自律神経の働きに影響を与えています。横隔膜が固いときは、この神経叢の働きが低下していて、交感神経優位になりやすいです。呼吸は胸式で浅くて速く、汗や唾液はねばねばして目や口が乾きやすくなります。

78

3分歯磨きで
眠る準備

25

眠る前にリラックスできません……

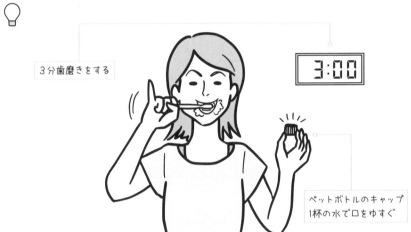

3分歯磨きをする

3:00

ペットボトルのキャップ
1杯の水で口をゆすぐ

ADVICE
口腔内からリラックスをつくる！

　歯磨きを3分すると、唾液がたくさん出ます。これにより、体が副交感神経優位になりやすいので、歯磨きをきっかけに、体を眠るモードに切り替えましょう。歯磨き中は、出てくる唾液を溜めたままにしておき、最後に、ペットボトルのキャップ1杯分の水で口をゆすぎましょう。ゆすぐのはこの1回のみです。口腔内の環境が変わると、体全体の自律神経にも影響します。眠る前の習慣にしてみましょう。

理論解説

　交感神経活動が優位なとき、唾液はムチンを多く含むためねばねばして口が乾燥しています。副交感神経が優位になると、唾液中には酵素が多くなり、さらさらして量も増えます。睡眠中によだれがたれることがあるのは、唾液がさらさらになっているからです。

第3章　「疲れているのに眠れない」を解決する 入眠アイデア

場所　食事　入浴法　光　運動　睡眠計画　心身の管理

26 入眠時心像を逃さない

眠ろうとすると考え事をしてしまいます……

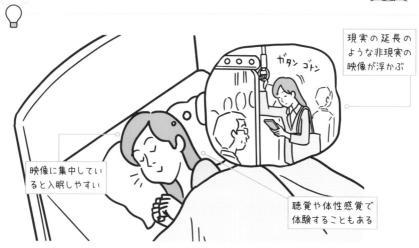

現実の延長のような非現実の映像が浮かぶ

ガタン ゴトン

映像に集中していると入眠しやすい

聴覚や体性感覚で体験することもある

ADVICE

変な映像が見えたら眠れるチャンス！

　就寝した後、考え事をしていると、現実の延長だけど非現実的な映像や幾何学模様が頭に浮かぶことがあったら、それは入眠時心像という現象です。夢とは違い、感情体験はともないません。この感覚に集中すると、速やかに入眠できます。視覚で体験されることが多いですが、ドアの開閉音などの聴覚や、体の浮き沈みなどの体性感覚で体験されることもあります。

> **理論解説**
>
> 　入眠時心像は、脳が外部刺激を遮断して速やかに睡眠の作業に入れるように戦略的につくっています。睡眠中には、脳は複雑な作業をする必要があるので、無意識に外部への注意を引きつけておくために、脳内にリアルな感覚をつくっていると考えられています。

場所　食事　入浴法　光　運動　**睡眠計画**　心身の管理

27

耳から上の頭を冷やす

ぐるぐる考え事をして眠れません……

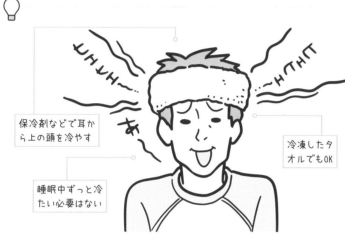

保冷剤などで耳から上の頭を冷やす

睡眠中ずっと冷たい必要はない

冷凍したタオルでもOK

ADVICE

脳の温度を下げて
考え事をストップ！

　眠るときに、枕の上半分にタオルを巻いた保冷剤などを敷いて、耳から上の頭を冷やしてみましょう。冷凍しても柔らかい保冷剤や乾いたタオルに軽く霧吹きをして冷凍したものが使いやすいです。首の辺りは、冷やさないように注意しましょう。眠れないときの対策に使えますが、普段から実行していると、眠る前に脳の温度が下がるリズムがつくられます。

理論解説

　就寝時に考え事をするのは、脳の温度が高いことが要因です。脳も内臓なので、脳の温度は深部体温です。通常は夜には脳の温度が下がりますが、スマホの画面を見続けるなどで上がってしまいます。脳を覚醒させるノルアドレナリンという物質が減らなくなり、不安感や焦燥感をともなうからです。

＼ もっとしりたい ／

冷やす位置は違和感があるくらいでいい

「耳から上の頭」という位置は、実際にやってみるとかなり上に位置していることがわかると思います。

　仰向けで眠る場合、耳から下の首の部分に冷たいものを置いている方が、寝やすいポジションのような感じがするかもしれません。しかし、耳から下の部分には、脳幹といって、生命維持を主に行う脳の部位があり、ここが冷やされると、生物としての危機状態だと察知して、大脳が覚醒してしまいます。**枕の上半分辺りに冷たくするものを置いて、ちょっと上過ぎるかなと感じられるくらいの位置が望ましいです。**

　おでこに熱を吸い取るシートを張る方法でもよいか、というご質問もよくいただきます。耳から上の頭を冷やす目的は、脳の周りに張り巡らされている血管の中の血液の温度を下げることです。そのため、実際に冷たいものをあてていただく方が、効果が実感しやすいと思います。脳は、周りに筋肉や脂肪が少ないので、外からの温度調節の影響を受けやすい内臓です。

理論解説

　本書では、度々、脳を内臓であると認識することをおすすめしています。脳が内臓であることがわかると、「自分のせいで眠れないのだ」と思っていたことが、「内臓の働きを変えればいいのかも」という考えに変えることができます。このように、自分のことを客観的な視点でとらえる能力のことを、メタ認知といいます。メタ認知については、9章で詳しくお話しします。ここでは、**眠れないのは脳の温度が高いだけ、つまり、心理的な問題ではなく、生理的な問題であるととらえる**ようにしてみましょう。生理現象だとわかると、睡眠は自らトレーニングできるものであり、筋力トレーニングと同じようなジャンルで考えることができます。

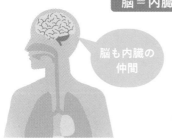

脳＝内臓だと考える

脳も内臓の
仲間

・内臓や筋肉の働きを変えて成果をだす

・毎日の成果が体にあらわれる

・記録をつけてモチベーションアップ

**睡眠のトレーニングと
筋力トレーニングは似ている**

28 メモ書きで外部記憶化

気になっていることがあると眠れなくなります

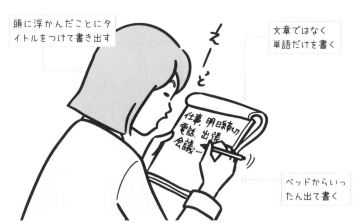

頭に浮かんだことにタイトルをつけて書き出す

文章ではなく単語だけを書く

仕事　明日締切
電話　出張
会議…

ベッドからいったん出て書く

ADVICE

考え事は脳の外に捨てる！

　連続18時間以上覚醒していると、思考を焦点化できなくなり、考えがまとまりません。そこで、浮かんだ考えにタイトルをつけて、紙に書き出しましょう。考えが回り出したらベッドを出て、「出張」「会議」「資料」という感じで、文章でなく単語を書いてベッドに戻ると、同じことは考えなくなります。これを数回繰り返すと、寝つきやすくなります。

理論解説

　思考が言語化されると、同じ言語を聞いたり使ったりしたときに、関連した神経が同時に発火するパターンが生まれます。このことから、言語は、関連する記憶をまとめて圧縮する役割があり、心理学ではラベリングと呼ばれます。これは、話をすると気持ちがスッキリする仕組みでもあります。

第3章　「疲れているのに眠れない」を解決する　入眠アイデア

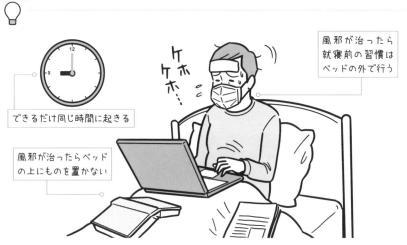

ADVICE

不眠のきっかけは風邪が多い！

　風邪をひいたときは、ベッドで安静にしていなければならず、時間を持て余してベッドの上で作業をすることがあります。療養中に、寝床にものを持ち込む、眠っていないのに寝床にいる、起床時間がバラバラになる、という3点が回復後も習慣になると不眠を引き起こします。ベッドで作業をすることを脳が学習し、寝つきが悪くなってしまうのです。

　風邪が治ったら、ベッドからものを排除し、環境もリセットすることを忘れないようにしましょう。風邪をひくと、ウイルスを退治するために炎症反応が起こり発熱します。これは回復のために必要なことですが、深部体温リズムが乱れ、深い睡眠の時間帯が乱れてしまいます。風邪が治ったら、まずは睡眠環境をリセットすることを忘れないようにしましょう。

発熱したときの眠りの質

　風邪で発熱するのは、外部から侵入した細菌やウィルスを攻撃するための炎症反応ですが、これによって深部体温も高く保たれます。風邪をひいている間は体力を消耗しているので、すんなり寝つけることが多いですが、深部体温が高いため、深い睡眠は得にくくなります。

🔍 理論解説

　スピールマンらが提唱した、不眠の発症を説明する3Pモデルがあります。まず①「Predisposing factor（素因）」があり、そのうえに②「Precipitating factor（増悪因子）」があります。例えば風邪をひいて眠れなくなるという状態です。このとき習慣化されたリズムを乱す行動が、③「Perpetuating factor（遷延因子）」になり不眠が継続します。③を防げば睡眠トラブルが慢性化するのを防げます。

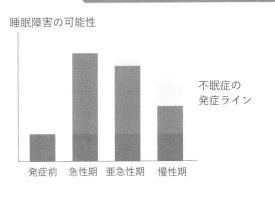

不眠の発症を説明した3Pモデル

睡眠障害の可能性

不眠症の発症ライン

発症前　急性期　亜急性期　慢性期

- Predisposing factor（素因）
- Precipitating factor（増悪因子）
- Perpetuating factor（遷延因子）

（Spielmanらの3Pモデル）

30 眠れる動画、音楽は ベッドの外で

ベッドの中で眠れる動画を見ています……

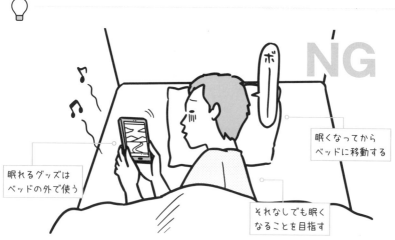

ボー

NG

眠くなってから
ベッドに移動する

眠れるグッズは
ベッドの外で使う

それなしでも眠く
なることを目指す

ADVICE

眠れる動画は
眠くなるために使う！

　特定の周波数の音や動画で脳波の振り幅を遅くしたり、自律神経を整えるコンテンツを利用したりする場合、それをベッドの中で利用していると、それなしでは寝つけなくなってしまいます。脳が睡眠に入るのをうながすものなので、あくまでも、就寝前に眠くなることを目的にベッドの外で利用して、将来的には、何も利用しなくても自然に眠くなることを目指しましょう。

理論解説

　例えば、中耳筋の緊張が低いと、低周波の音が聞こえやすくなり、恐怖や不安反応として、心拍や呼吸が速くなります。これに対して、高周波の音を聞くことで、中耳筋の緊張を調整して、不安の自律反応を抑制し、自然な眠気を誘うことを狙うコンテンツがあります。

31

就寝1時間前に エアコンで寝具を乾かす

寝苦しいのにエアコンをつけると体が冷えます

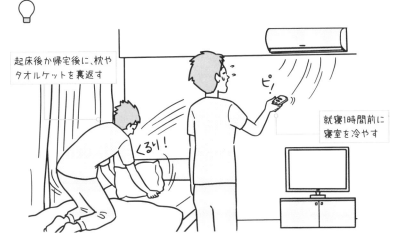

起床後か帰宅後に、枕や タオルケットを裏返す

くるり！

ピ！

就寝1時間前に 寝室を冷やす

第3章　「疲れているのに眠れない」を解決する 入眠アイデア

ADVICE

日中に溜まった熱をとる！

　日中の強い日差しで、寝室の建材や寝具の接している部分に熱が溜まります。朝、出かける前にはカーテンを閉めて遮光し、帰宅後には、まずベッド上の枕やタオルケットを裏返して、溜まった熱を逃がしましょう。就寝1時間前に別の部屋で過ごしている間、寝室をエアコンで冷やし、就寝時にはエアコンの温度設定を高くして、つけたままで眠ってみましょう。

理論解説

　体に接するパジャマや寝具が汗を吸わず、熱がこもっていると、深部体温が下がりにくくなります。逆に、エアコンで直接体を冷やし表面体温が下がると、深部体温を保とうと蓄熱するため、寝つきが悪くなります。体を冷やさず、放熱を促進することが大切です。

場所　食事　入浴法　光　運動　睡眠計測　心身の管理

32 ホットタオルで足の裏をふく

足が熱くて寝つけません……

ホットタオルで足の
裏と指の間をふく

就寝15〜30
分前が目安

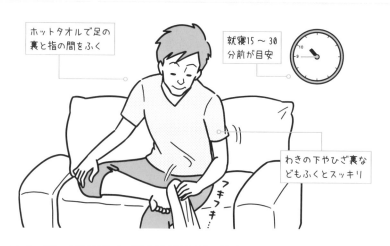

わきの下やひざ裏な
どもふくとスッキリ

ADVICE

蒸気を利用して放熱をうながす！

　就寝15〜30分前を目安に、濡らしたタオルをレンジで温めるなどしてホットタオルをつくり、足の裏や指の間をふいてみましょう。ホットタオルの蒸気による気化熱で、足の熱が奪われると、足がさっぱりします。足が熱いからといって、冷たい水で冷やすと、血管は収縮して深部体温は保たれるので、余計に暑く感じてしまいます。

理論解説

　通常は、足の裏に汗をかくと、その汗が蒸発したときに生じる気化熱で体は涼しく感じますが、高温多湿の環境では、汗が蒸発しにくくなります。足の裏や指はホットタオルでふきやすく、手軽に汗の蒸発を補うことができます。わきの下やひざ裏などもふくとスッキリします。

場所　食事　入浴温　光　**運動**　睡眠計画　心身の覚醒

33

夜のトレーニング後は就寝を遅らせる

夜ランニングをして帰宅するとなかなか寝つけません

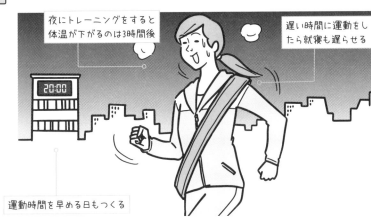

夜にトレーニングをすると体温が下がるのは3時間後

遅い時間に運動をしたら就寝も遅らせる

20:00

運動時間を早める日もつくる

ADVICE

就寝時間を考えたトレーニング

　夜、深部体温が下がっている時間帯にランニングやジムトレーニングで体温を上げると、その反動で体温が下がるまで3時間程度かかります。その間に就寝すると、寝つきにくく睡眠が浅くなります。そこで、1週間のうちで、夜遅い時間に運動する日を限定し、その日は就寝も遅らせてみましょう。それ以外の日は、夕方に運動するか、低強度にしてみましょう。

 理論解説

　運動後には成長ホルモンが増えますが、成長ホルモンの70％は睡眠中に分泌されるので、運動と睡眠はセットで考える必要があります。週に4日は、夜に深部体温が下がるリズムをつくり、運動が遅くなる日は早すぎる就寝を避け、寝つきの悪さが学習されてしまうのを防ぎましょう。

34 手作業を淡々と行う

仕事のことが頭を離れません……

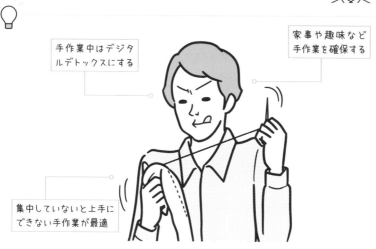

手作業中はデジタルデトックスにする

家事や趣味など手作業を確保する

集中していないと上手にできない手作業が最適

ADVICE
手作業で前頭葉を鎮める！

　就寝前は、1つの手作業だけをする時間をつくってみましょう。作業中は、スマホ、音楽、テレビなどをオフしてデジタルデトックス（情報断食）しましょう。皿洗い、洗濯物たたみ、アイロンがけ、靴磨きなど、集中していないと上手にできない作業を選ぶと、細部に注意が向き、その感覚を次の動作に反映させようとする脳の働きで、考え事をする前頭葉の働きが抑制されます。

 理論解説

　脳は耳の辺りを境に前後に分かれます。前を前頭葉、後ろを頭頂葉と呼び、頭頂葉に集まる感覚を前頭葉に送って行動しています。両者には競合の原理があり、前頭葉が強く働くと何も手につかなくなり、頭頂葉が強く働くと考え事が止まって頭がスッキリします。

手作業が脳に与える影響の実験

　手作業は、脳に現実感を届けます。**日常的に得ている感覚のうち、触覚は、メンタルに大きな影響を与えます。**触覚とメンタルの関係を調べた実験では、紙やすりと肌触りのよい布を触るグループに分けられ、それぞれ2人の会話文を読んでもらいます。その会話は、仲がよさそうな会話ともとれるし、ギスギスした会話ともとれるように構成されています。2人の仲はどうかという質問に、紙やすりを触っていたグループはギスギスしていると答え、手触りのよい布を触っていたグループは仲がよさそうと答えています。このように、触覚が心地よいと、他の情報も心地よい情報に加工されるのです。

　就寝前に1つの手作業に集中すると、リアルな触覚情報を脳に届けることができます。競合の原理により、前頭葉の働きが鎮められるので、過去の先入観から物事を悪くとらえたり、過度に価値を見出したりすることが防がれ、体は低代謝になり落ち着いた状態になります。

布を触るグループと紙やすりを触るグループ

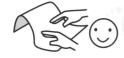
ポジティブ
な印象

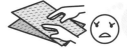
ネガティブ
な印象

理論解説

　大脳の競合の原理を詳しく説明します。私たちは視覚情報と聴覚情報、体を動かしたりものに触ったりして得る体性感覚情報を、頭頂葉にある後方連合野で統合し、自分の体に起きていることを把握します。この情報を前頭葉に送るときに、記憶が貯蔵されている側頭葉を経由します。ここで過去の記憶と照らし合わせ、現在の状態に自分なりの「意味」をつけます。しかし**前頭葉の働きによっては先入観が出来上がり、それが悩みの種になることがある**のです。

　例えば、ネクタイを見て触っていたとします。後方連合野での情報処理の段階では、誰にとっても同じネクタイです。しかし、前頭葉に送られた時点で、人によって意味が変わります。ネクタイを見てお客様や接客場面を思い描いてネクタイに価値を感じる人もいる一方で、上司に怒鳴られた経験からネクタイを見ただけで会社に行きたくないと感じる人は、ネクタイの価値は低いものになります。この前頭葉での情報の加工が悩みごとの原因になることがあります。

　デジタル以外の1つの手作業を行うことは、後方連合野に明瞭な情報を届けて、前頭葉が悩みを生まないようにするのに役立つのです。

35 同じ漫画か 難しい本を読む

> 眠る前に本を読むと興奮して眠れなくなります

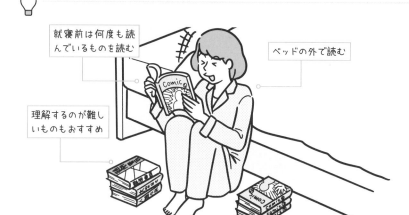

就寝前は何度も読んでいるものを読む

ベッドの外で読む

理解するのが難しいものもおすすめ

ADVICE

読書で脳の覚醒度を調整する！

　眠る前に読む本には、すでにストーリーを知っている小説や漫画を選んでみましょう。脳は、先の展開が予測できると心拍数や呼吸が速くなる緊張反応が出ないので、気分が無駄に高揚せずに眠気を妨げません。または、難しい内容の専門書や外国語の本など、過度に集中しなければ内容を読み取れない本を読んでも眠くなるので、どちらかを選んでみましょう。

理論解説

　脳の覚醒度は、目の前の課題の難易度に大きく影響を受けます。それは行動によって生じるリスクが変わるからです。新しい刺激にはそれだけリスクが生じます。新しい情報を見聞きすると、リスクに対応するため覚醒度が高まります。その情報の新奇性が高いほど、覚醒度も高まります。初めて知る情報であるほど、どんどん

覚醒度は高まっていくのですが、ある地点を境に、覚醒度は低下していきます。

　情報の難易度が自分の知識では読み解けない、理解できないほどのものだと、リスクには到底対応できないと判断し、代謝を下げて生命維持を優先する仕組みが働きます。この情報の新奇性による覚醒度の変化は、グラフにすると、ちょうどアルファベットのUの字を逆さにしたような形になることから、逆U字曲線と呼ばれます。心理学では、提唱した人の名前から、ヤーキーズ・ドットソンの法則と呼ばれています。

＼もっとしりたい／
難しい話が眠くなるわけ

　この逆U字曲線による覚醒度の変化は、日常的に体験できます。例えば、重要な場面でも、知らない専門用語を乱発されたり、慣れない英語で会議が行われたりすると、居眠りをしてしまうという相談をよく受けます。**これは、リスクに対抗できる範囲を大きく超えたことに対する脳と体の防衛策なのです。**この居眠りを防ぐには、予習が役立ちます。事前に資料に目を通したりして、知らない用語が多く出てくることを事前に知っていれば、脳に対する新奇性を下げることができます。

　この居眠りを寝つきに利用して、就寝前に難しい専門書を読んで眠気を誘うということもできます。場面に応じて脳を覚醒させるには、脳に与える情報の新奇性をコントロールすればよいわけです。自分を客観的に見るメタ認知ができると、脳に与える課題のコントロールもできるようになります。

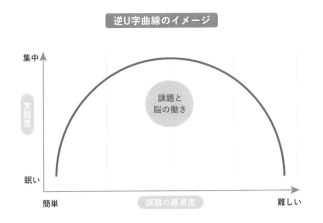

逆U字曲線のイメージ

課題と脳の働き

集中

覚醒度

眠い

簡単　　　課題の難易度　　　難しい

36

ディスプレイではなく
紙媒体で読む

眠る前に読む本はデジタルデバイスでもいいんでしょうか

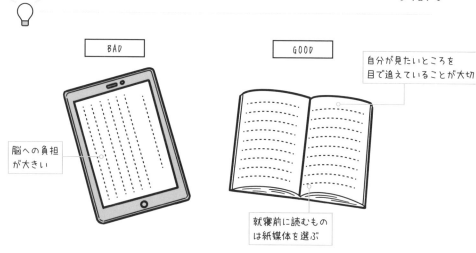

BAD

GOOD

自分が見たいところを
目で追えていることが大切

脳への負担
が大きい

就寝前に読むもの
は紙媒体を選ぶ

ADVICE

就寝前の読書は紙媒体で！

　同じ文章を読んでいても、デジタルデバイスの場合と紙媒体の場合では、理解の仕方が異なります。デジタルデバイスでは脳にかかる負担が大きいため、心拍数や呼吸数が速くなる緊張反応が出やすく、また、文字のまま理解するので、著者の隠れた意図や隠喩を読み取りにくいです。紙媒体で小説や雑誌をパラパラめくっていると、思考がまとまり落ち着きます。

＼ もっとしりたい ／

時間帯で紙媒体とデジタル端末を使い分ける

　リモートワークになって、就寝直前まで仕事をすることが増えたという人も少なくありません。本来の働き方のルールとしては、いつでもつながるこ

とができるリモートワークに切り替えた時点で、「つながらない時間帯」をつくる必要があり、徐々に仕事関係とつながらない時間帯を設ける企業は出てきていますが、夜中でも仕事の連絡がくるという例はまだまだ多いです。

　そんな状況でも睡眠の質を確保するために、就寝前に行う作業と、目覚めた後に行う作業を分けて配置する工夫をしてみてください。紙媒体の作業とPCやタブレットを使った作業に分けて、就寝前は紙媒体の作業に限定して、デジタル端末の作業は朝目覚めてから行うようにしてもらいます。

　最初は、仕事の内容を区切ることは難しいといわれることがありますが、紙媒体の作業をした後の方が、寝つきやすく翌朝のスッキリ感も高いので、だんだんペースをつくることができます。目覚めた後は、1日のうちでも特に頭がよい時間帯なので、高い認知コストの課題でも集中してこなすことができます。

理論解説

　ディスプレイで文章を読むと、文章を目で追う作業の負担が大きいため、他の思考ができず、書いてある文字のまま理解します。紙媒体で読むと、読むこと自体の負担が少なく、読んでいる間に別の思考をして関連性を見出すため、抽象的な概念を理解できます。知的作業を行ったときに脳にかかる負担を、認知コストと表現することがあります。デジタル媒体では、それを読むだけで高い認知コストが発生します。よく、学習に関する研究では、紙媒体での学習は自分の知識を増やし、デジタル媒体での学習はどこにその情報があるのかを知るといわれることがあります。**デジタル媒体では、自分自身の知識というよりは、「確かあそこに書いてあった」という知識になりがち**なのですが、これは、認知コストが高いので内容の理解まで追い付かないことのあらわれと考えられます。

　もし、デジタル媒体で書物を読むならば、専用の端末を使用する方が認知コストは下げられます。画面に表示される他のアイコンや広告、SNSやメールの受信など、書物と関係ない情報が視覚に入るだけで、認知コストはかさんでしまいます。

　脳は自分で見たいところに目を向けていればそれほど覚醒はしません。自分が予期しない刺激が視覚内にあらわれると、それに目を奪われ、自分にとって害のある刺激ではないかと高い覚醒レベルをつくって身構えます。就寝前にこのような無駄な緊張状態をつくらないためにも、紙媒体を選択してみましょう。

37 鉄分を補給する

眠ろうとすると、脚を動かしたくなります……

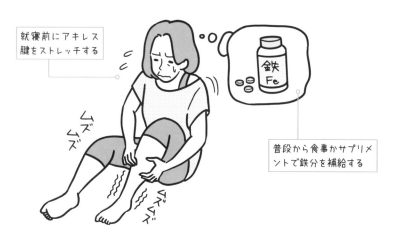

就寝前にアキレス腱をストレッチする

鉄 Fe

普段から食事かサプリメントで鉄分を補給する

ADVICE

脚がむずむずしたら鉄不足のサイン！

　眠ろうとすると脚がむずむずして、動くと治まるむずむず脚症候群は、鉄分が不足すると起こります。女性は体験しやすいですが、男性でも中高年になると体験することがあります。普段から、食事やサプリメントで鉄分を補給しましょう。また、就寝前に、アキレス腱や太ももの裏をストレッチしておくと、ベッドに横になったときのむずむずが軽減します。

理論解説

　むずむず脚症候群の治療には、ドーパミンの働きを高める薬が使われます。ドーパミンは、チロシンからつくられますが、合成される際に鉄イオンを必要とするので、鉄分が不足すると、ドーパミンが減ってしまいます。鉄分は、体内で生成できないため、食事で補う必要があります。

38

秒速5cmの
マッサージ

体が緊張したままで眠れません……

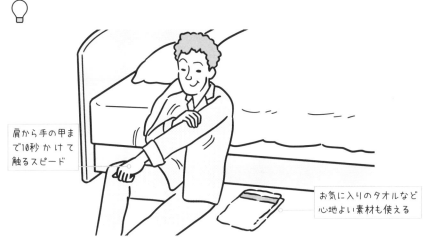

肩から手の甲まで10秒かけて触るスピード

お気に入りのタオルなど心地よい素材も使える

第3章　「疲れているのに眠れない」を解決する　入眠アイデア

ADVICE

ゆっくり触覚を伝えて
脳をリラックス！

　右手で左の肩を触り、そこから左手の甲まで、10秒かけてゆっくり触ってみましょう。秒速5cmのスピードで発火するC繊維という神経を使うと、体の緊張反応が緩和します。また、C繊維は、肌触りのよいタオルやパジャマなど、心地よい素材に触れても発火します。就寝前に、秒速5cmのマッサージやリッチな素材で、自分を丁寧に扱う時間をつくりましょう。

理論解説

　C繊維は、触覚の情報をゆっくり伝える無髄繊維の1つです。C繊維が発火すると、信頼や愛情という感情をつかさどるオキシトシンの分泌が増え、脳の感情をつかさどる島皮質、副交感神経が活発になることにより、気持ちが安定し、体の力は抜けてリラックスした状態になります。

TIPS

場所　食事　入浴法　光　**運動**　睡眠計画　心身の整理

脚のぴくつきには眠る前のストレッチが効く

眠っている間に脚がぴくっと動いて起きてしまいます

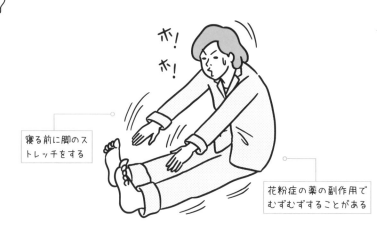

寝る前に脚のストレッチをする

花粉症の薬の副作用でむずむずすることがある

ADVICE
脚のぴくつきを防ぐ！

　睡眠中に、主に足首やひざがピクッと動き、1時間あたり5〜15回程度、周期的に繰り返す現象は、周期性四肢運動障害と呼ばれます。治療には、ドーパミン作動薬が使われることがありますが、むずむず脚症候群と同様に鉄不足が要因の1つと考えられています。子供や若い人より高齢の人に起こりやすいです。鉄の補給やアキレス腱や太もものストレッチをして眠ることで、緩和することがあります。

理論解説

　高齢者の45％以上で、1時間あたり5回程度のピクつきが生じます。ひざから下の脚に起こることが多く、鉄不足が要因になります。TIPS37のむずむず脚症候群に合併することが多くあります。また、アルコール、体の痛み、睡眠不足でひどくなることがありますが、メカニズムは明確になっていません。

98

アレルギー対策の副作用！

　花粉症の時期に、脚を動かしたくなって寝つけないむずむず脚症候群と診断される患者さんがいます。これは、アレルギー薬の副作用なのです。

　脳の前頭葉に広く作用するヒスタミンは、アレルギー反応を引き起こすので、アレルギー薬として、ヒスタミンの作用を抑える抗ヒスタミン剤が使われます。すると、同じく前頭葉に広く作用するドーパミンの作用が減ります。ドーパミンが少なくなるとむずむず脚症候群が起こります。

　問題は、眠れないこの時期に、ベッドでぐるぐる考え事をしたりスマホを使ったりする習慣がつくられてしまうことです。脚がむずむずしたら、眠る前にふくらはぎやももの裏をストレッチし、時期を過ぎたら環境をもとに戻しましょう。

かゆみ止めを飲んだ翌日の副作用

　体のかゆみがきっかけで眠れなくなってしまい、かゆみ止めが処方されたら眠れるようになったというエピソードも多いです。かゆみを引き起こしているヒスタミンは脳を覚醒させる物質で、1日のうち眠り始めと起きがけに増えるリズムがあります。

　眠ろうとするとかゆくなってきて眠れなくなるのですが、かゆみ止めの抗ヒスタミン剤の作用で脳の覚醒が鎮まり眠れるということです。抗ヒスタミン剤の作用で眠った場合は、翌日にも眠気を持ち越すことがあります。眠いというよりは、頭が真っ白になる、頭が働かないという感覚に近いです。ヒスタミン受容体が前頭葉に広く分布しているので、前頭葉の働きが低下してしまうのです。抗ヒスタミン剤を服用した翌日も作用が50％程度残ってしまうというデータもあります。

TIPS

40

重い掛布団で
すんなり眠る

> 体が落ち着かなくてなかなか眠れません……

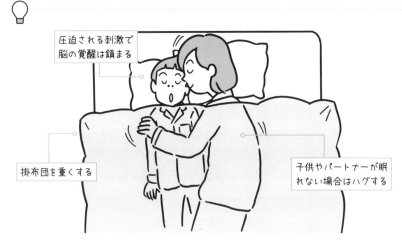

圧迫される刺激で
脳の覚醒は鎮まる

掛布団を重くする

子供やパートナーが眠
れない場合はハグする

ADVICE

圧迫されると落ち着く！

　体が落ち着かなく、どの姿勢でもなかな
か寝つけないときは、圧覚が不足していま
す。重力を体で感じられるように、ジャン
プや四つ這い、ぶら下がるような感覚が必
要ですが、日常生活では得られにくいので、
重い寝具を選んでみましょう。子供やパー
トナーが寝つけない場合は、ぎゅっと強め
に包み込むようにハグすることで圧覚を満
たすことができます。

理論解説

　体で感じる体性感覚のう
ち、圧迫を感じる圧覚は、脳
の覚醒レベルの調整に影響を
与えています。四つ這いでの
移動や、クライミングなどの
重力を感じやすい運動で圧覚
は刺激されます。圧覚の刺激
後は、脳が適切な覚醒状態に
なるため、集中できないとき
にランニングをすると座って
学習しやすくなります。

41 睡眠薬は睡眠トレーニングもセットで使う

薬を飲まないと眠れません……

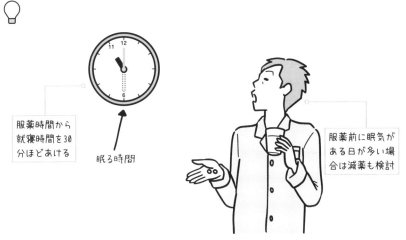

服薬時間から就寝時間を30分ほどあける

眠る時間

服薬前に眠気がある日が多い場合は減薬も検討

ADVICE

睡眠薬の補助は眠る力がついたら抜く！

　就寝直前に服薬すると、寝つけてもそれが薬の作用なのか確認できません。就寝30分前に服薬すると、①服薬前から眠い、②服薬後に眠い、③服薬後なのに眠くない、という3パターンになります。生体リズムを整えれば、まず睡眠薬の効果が高くなり、その後は自分の力で眠れるようになります。①が週4日以上見られたら、主治医と相談して減薬をしてみましょう。

理論解説

　一般的に処方されるベンゾジアゼピン系睡眠薬は、GABA取り込みを促進する作用があります。昼間の活動で睡眠圧が十分高まれば、自然にGABAは脳に取り込まれます。これが服薬前の眠気です。睡眠トレーニングで服薬前に眠くなったら、2週間ごとに錠剤を半分ずつ減らします。

日本睡眠学会による睡眠薬のガイドライン

　2013年に、日本睡眠学会により「睡眠薬の適切な使用と休薬のためのガイドライン」（http://jssr.jp/data/pdf/suiminyaku-guideline.pdf）が策定されました。「**眠れない＝睡眠薬**」というように、**具体的な生活指導もなく薬が処方されることを減らすために策定された**もので、ネットで検索すると、誰でも読むことができます。

　睡眠薬の適切な使用と、薬なしでも眠れる習慣をつくり、休薬・断薬をしていくことが一般的になっていけば、薬を何年も飲み続けてしまうことや、薬を飲んでいることに罪悪感を抱くことがなくなるはずです。

理論解説

　服薬前に眠気を感じるようになったら、主治医の先生と相談しながら休薬や断薬を進めてみましょう。一般的に、睡眠薬を減らすときには、漸減法と隔日法が使われます。漸減法とは段階的に薬を減らしていく方法で、隔日法は薬を飲む日の間隔を開けていく方法です。1錠薬を飲んでいる場合は図のようになります。急に断薬をすると、極端に眠れなくなる現象が起こります。

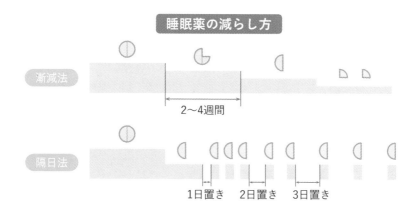

睡眠薬の減らし方

漸減法　　2～4週間

隔日法　　1日置き　2日置き　3日置き

42

夕方に家事や
散歩を20分行う

筋トレをすると気分が高揚して余計眠れません

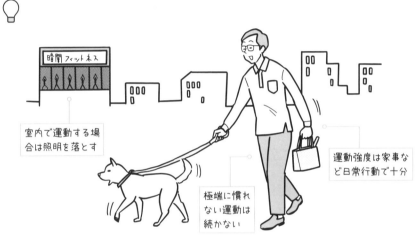

室内で運動する場合は照明を落とす

極端に慣れない運動は続かない

運動強度は家事など日常行動で十分

ADVICE

運動は低強度を高頻度！

　筋トレで眠れなくなる場合は、過度なメニューを避けましょう。必要な強度は３メッツ以上。家事や階段の上り下り、犬の散歩、荷物の移動を20分くらい行う強度です。重要なのは、強度より頻度です。筋トレは、時間がない人に有効ですが、最高体温の夕方の時間帯にこれらの用事をつくっておけば、特にあらたまって筋トレをしなくても十分な運動を確保できます。

理論解説

　馴染みのない場所での運動や新たな運動は避けましょう。心機一転でスポーツジムの契約や登山など、新しい情報が多すぎると、脳は運動の前に情報処理でエネルギーを消費してしまい、鎮静しづらくなってしまいます。まずは、掃除機をかける範囲を広げるなど、普段の生活に１つだけ要素を足すのが最適です。

43 夜に映画を見て 思い切り泣く

夜になるとわけもなく泣けてきます……

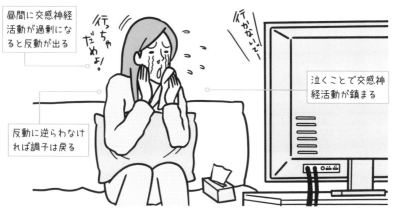

昼間に交感神経活動が過剰になると反動が出る

行っちゃだめよ！

行かないで〜

泣くことで交感神経活動が鎮まる

反動に逆らわなければ調子は戻る

ADVICE

泣くと神経が鎮まる！

　眠れない夜中に映画を見るとやたら泣ける、という経験があるかもしれません。泣くときには、副交感神経活動が優位になっています。夜に泣けるのは、本来副交感神経活動が優位になるはずの時間帯まで交感神経活動が高まっていると、それを強制的に鎮めるために強い反応が出るからです。夜に泣けるときは、抑制せずさめざめと泣くと、気持ちは落ち着き、よく眠れます。

理論解説

　ホメオスタシスの仕組みにより、振り子のように過度な緊張には過度なリラックス反応が起こります。これを阻害しなければ、再び緊張とリラックスが繰り返されますが、その振り幅が小さくなっていき安定していきます。体の反応を無理に抑制しない方が、短期間で調子が戻ります。

44 花粉症は脳の温度を下げるとラクになる

花粉症の時期には寝つきが悪くなります……

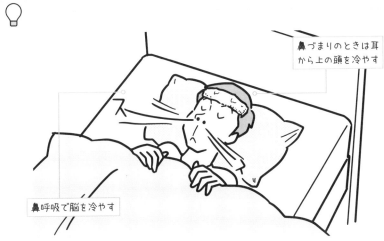

鼻づまりのときは耳から上の頭を冷やす

鼻呼吸で脳を冷やす

ADVICE

鼻呼吸がダメなら
直接脳を冷やす！

鼻呼吸は、大脳を冷却する働きがあり、これで深い睡眠が得られます。花粉症やアレルギー性鼻炎で、鼻呼吸が阻害されると、大脳の温度が下がりにくくなり、睡眠が浅くなります。鼻呼吸の機能を代替するために、TIPS27で紹介した耳から上の頭を冷やす方法を試してみましょう。鼻炎が改善したら、ロテープなどで鼻呼吸をうながし、本来の機能に戻しましょう。

理論解説

ラクダなど、過酷な環境に適応する動物は、鼻が長い構造をしています。これは、鼻を通る空気で脳に向かう血管に風をあてて、血液の温度を下げるためだと考えられています。人間にも同じ構造があり、深部体温を下げて深く眠るには、鼻で呼吸することが必要です。

第3章 「疲れているのに眠れない」を解決する 入眠アイデア

105

場所　食事　入浴法　光　運動　緻密計画　心身の管理

45

息苦しいときは
下半分の肋骨で呼吸する

睡眠中に息苦しさがあります……

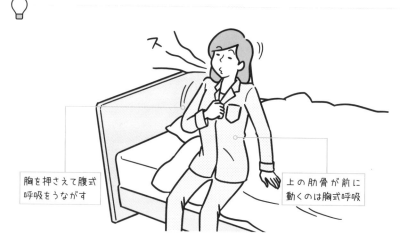

胸を押さえて腹式呼吸をうながす

上の肋骨が前に動くのは胸式呼吸

ADVICE

肋骨の動きで呼吸を変える！

　息苦しさを感じる人は、普段から胸式呼吸が優位になっています。胸に上から手をあてて呼吸すると、胸が前に動きます。この動きが胸式呼吸をつくります。その手で胸を強めに押さえて呼吸すると、動きを制限された分、下の肋骨が動いて腹式呼吸に誘導できます。手で押さえて呼吸すると、最初は息苦しいですが、10回呼吸すると、自然に腹式呼吸になっていきます。

理論解説

　12対ある肋骨のうち、呼吸運動に関係するのは2〜10番目です。2・3番目は前側に動き、胸式呼吸を、4〜10番目は横や背中側に広がり腹式呼吸を担います。胸を上から押さえると、腹式呼吸になります。胸式呼吸側を開放するのが仰向けで、腹式呼吸側を開放するのが前傾側臥位です。

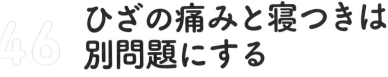
46

ひざの痛みと寝つきは
別問題にする

ひざの痛みがあってそれが気になって眠れません

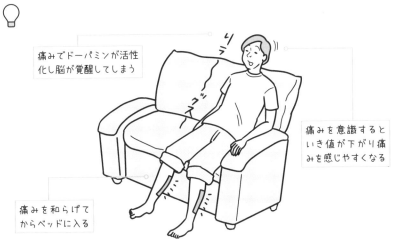

痛みでドーパミンが活性化し脳が覚醒してしまう

痛みを意識するといき値が下がり痛みを感じやすくなる

痛みを和らげてからベッドに入る

ADVICE

痛くなくても
眠れなくなってしまう

　体の痛みに意識が向きすぎると、神経の、痛みを感知する刺激の最小量（いき値）が低下します。これでさらに、痛みを感じやすくなってしまいます。体の痛みがあると、寝つきにくくなりますが、そのままベッドで横になり続けていると、痛みが改善しても寝つきの悪さが継続してしまいます。体の痛み→不眠→抑うつという二次障害が起こるのを防ぎましょう。

理論解説

　痛みを自覚すると、脳内ではドーパミンの活動が亢進します。すると、脳の覚醒を担う上行性網様体賦活系が活性化し、寝つきが悪く、途中で起きやすくなります。ベッドで横になっていると、痛みが改善した後も寝つけなくなるので、眠れないときはベッドを出てみましょう。

47 頭から布団をかぶらず眠る

> 寒いので頭から布団をかぶって眠っています

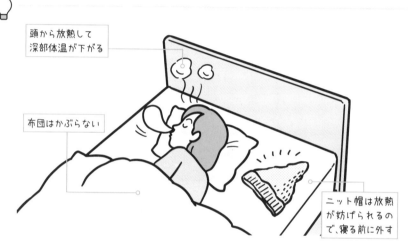

頭から放熱して
深部体温が下がる

布団はかぶらない

ニット帽は放熱
が妨げられるの
で、寝る前に外す

ADVICE
寒くても放熱が必要！

　寒い季節に頭から布団をかぶると、温かくて気持ちがよいですが、これで寝つきが悪くなってしまいます。深い睡眠に必要な深部体温の低下は、血管からの放熱によって血液の温度が下がることで叶えられます。頭から布団をかぶったりニット帽をかぶったりすると、これが妨げられます。首・仙骨・足首を温めつつ、頭や足先は放熱のために露出させた方が寝つきはよくなります。

理論解説

　脳の周りには、血管が張り巡らされています。就寝前に、副交感神経の活動によってその血管が拡張すると放熱されて、深部体温である脳の温度が下がります。放熱には、換気されている必要があるので、掛布団やニット帽で換気を妨げると、脳の温度が下がらず寝つきにくくなります。

場所　食事　入浴法　光　運動　睡眠計画　心身の管理

周りがうるさくて眠れないときは音楽を流す

48

パートナーのいびきがうるさくて眠れません

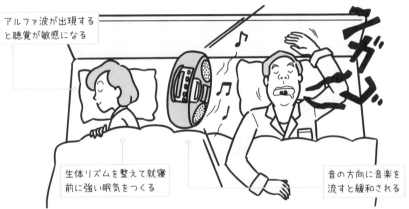

アルファ波が出現すると聴覚が敏感になる

生体リズムを整えて就寝前に強い眠気をつくる

音の方向に音楽を流すと緩和される

 グガー

ADVICE
安全確保のために聴覚が過敏になる！

　犬の鳴き声、音楽の重低音、パートナーのいびき、雨風の音など、昼間は気にならないのに、眠ろうとするとうるさく感じる。これは、脳が周囲を監視しているサインです。また、眠り始めは、迷走神経活動が低下して鼓膜が緩み、低音域の音が大きく聞こえるようになります。音が聞こえる方向に小さな音で音楽を流すと、音が干渉されて気になりにくいです。

理論解説

　目を閉じると脳波にアルファ波が出現します。アルファ波の割合が増えてくると、聴覚が敏感になります。これは、眠る前に周囲に外敵がいないかを監視するシステムとも考えられています。安全確保のための仕組みであり、脳が順調に睡眠に入ろうとしているサインです。

第3章　「疲れているのに眠れない」を解決する　入眠アイデア

金縛りのメカニズムとは？

脳がねつ造した映像体験！

　頻繁に金縛りにあう人がいますが、金縛りは、睡眠麻痺と呼ばれる現象です。通常の睡眠では、「浅い睡眠→深い睡眠→浅い睡眠」と繰り返された最後にレム睡眠が出現します。

　ただ、**眠り始めにレム睡眠が出現してしまうと、金縛りを体験しやすい**です。自律神経が乱れ、体の状態につじつまを合わせた映像を脳がねつ造するので、怖いものを見ることがあります。TIPS60 の 4 つの NG 行動を避けると、体験しにくくなります。

レム睡眠中にアルファ波が出ると鮮明な夢を見る

　レム睡眠中の脳波にアルファ波が出現すると、体を支える抗重力筋が脱力して体が動かない状態で鮮明な夢を見ます。レム睡眠中は、心拍や呼吸が速くなるなど自律神経が激しく乱れています。金縛りは大脳が急速に発達する思春期に多く体験されて、20 代台前半に体験しなくなります。

　しかし、睡眠のリズムが乱れていると、25 歳以降も体験しやすくなります。例えば、日中に居眠りをする時間があり、それが午前中や午後の早い時間、夕方など、バラバラの時間帯に見られる場合、覚醒しているはずの時間帯に睡眠が混ざります。

　眠る時間帯と覚醒している時間帯が明確に区分されていないと、居眠りをしたときにいきなりレム睡眠から始まってしまうことがあり、このときに金縛りを体験しやすいのです。

　同様に、就寝前に脳を覚醒させる行動をとっていたり、眠気を感じているにもかかわらず、ベッドで動画を見続けていて寝落ちするという感じで、睡眠と覚醒のはざまの時間が長くなると、レム睡眠中に金縛りになることがあります。

第4章

「夜中にハッと目覚める」を
解決する 熟睡アイデア

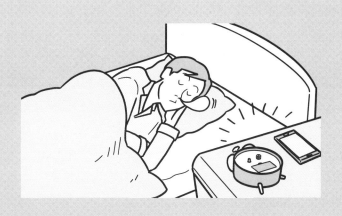

TIPS

49

夜は時計を隠す

> 必ず夜中の2時30分に起きるんです……

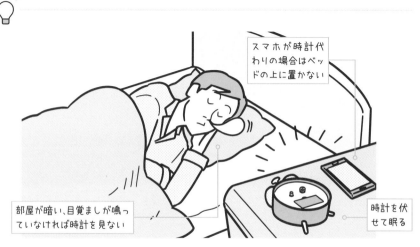

スマホが時計代わりの場合はベッドの上に置かない

部屋が暗い、目覚ましが鳴っていなければ時計を見ない

時計を伏せて眠る

ADVICE

時計を確認するほど
同じ時間に目覚める！

　時計を伏せて就寝し、夜中に目覚めても時計を見ないようにしましょう。スマホが時計代わりの場合は、スマホはベッドの外に置き、目覚めたときに部屋が暗かったり、目覚ましが鳴ったりしていなければスマホを見ないようにしましょう。途中で目覚めたら「〇時に起きる」と、起きたい時間を言語化すると、途中で目覚めにくくなります。

理論解説

　起床準備を担う副腎皮質ホルモン（ACTH）やコルチゾールは、言語化された時間の3時間前から分泌が高まるので、夜中に時計を確認するほど、同じ時間に目覚めやすくなります。起床準備をうながすことは必要なので、起きたい時間に言語化し直し、正しく機能させましょう。

TIPS

50

途中で起きたときの
目覚めをチェックする

夜中に目覚めて「またダメだった」とがっかりします

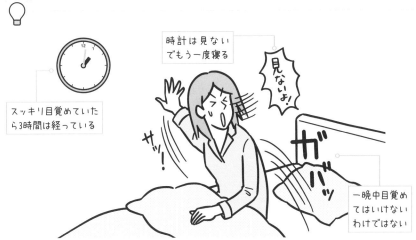

時計は見ない
でもう一度寝る

スッキリ目覚めていた
ら3時間は経っている

見ないよ！

サッ！

ガバッ

一晩中目覚め
てはいけない
わけではない

ADVICE

スッキリ目覚めたら
3時間程度は眠っている！

　朝まで目覚めずに眠れると満足度が高い
ですが、夜中に目覚める睡眠がダメなわけ
ではありません。目覚めたときにスッキリ
していたら、たいていの場合、3時間程度
は連続して眠れています。夜中に目覚めて
も最初の3時間を連続して眠ることがで
き、その後30分程度で再び眠ることがで
きていれば、医学的に深刻な問題はないの
で、時計を見ずに再び眠りましょう。

理論解説

　深い睡眠である徐波睡眠
中に、目覚めることはあり
ません。徐波睡眠が得られ
ると、頭や体が回復した
感覚があります。そして、
徐波睡眠は、眠り始めの3
時間に集中します。正しい
睡眠をとろうと頭で考える
より、就寝前より回復した
ことを感じとることが大切
です。

第4章

「夜中にハッと目覚める」を解決する 熟睡アイデア

Final

51 再入眠に30分以上かかるならベッドを出る

夜中に一度起きるとそのまま朝まで眠れません

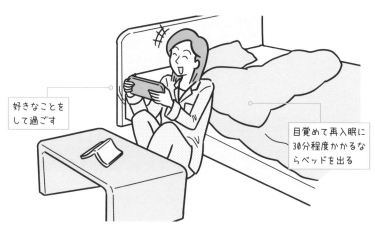

好きなことをして過ごす

目覚めて再入眠に30分程度かかるならベッドを出る

ADVICE

ベッドは眠れない場所だと覚えさせない！

再入眠のときも、30分経過すると不安や焦りの感情がわき、不快な感じになります。そこで、思い切ってベッドを出てみましょう。スマホやテレビ、部屋を明るくすることを我慢するのがストレスになるならば、我慢はやめて、自分の時間が余分に手に入ったと考えて、好きなことをして過ごしましょう。快適な時間を増やすことが最優先です。

理論解説

再入眠に時間がかかり、ベッドで眠っていない時間がつくられると、脳は、ベッドは考え事をする場所だと学習します。入眠だけではなく、再入眠でも、睡眠効率を高めることが大切です。最低体温になる明け方には、眠くなったりその場でウトウトしたりすることがあるはずです。

52

腰よりも高い位置に脚を上げておく

場所　食事　入浴法　光　運動　時間分割　心身の管理

夜中にトイレで起きてしまいます……

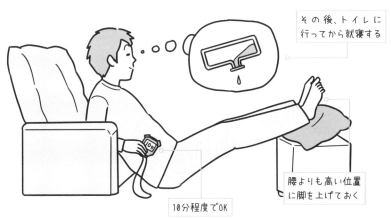

その後、トイレに行ってから就寝する

10分程度でOK

腰よりも高い位置に脚を上げておく

ADVICE

水分を体の中心に集めてトイレに！

　就寝前のリラックスした時間を利用して、腰よりも高い位置に脚を上げておきましょう。10分程度、脚を上げておいてから、就寝前にトイレに行くようにしてみましょう。夜中に排尿がある場合、脚がむくみやすいこともあります。体の中の水分が、循環して排泄するまでの過程を助けてあげることが大切です。

理論解説

　重力の影響で、体の水分は足元に溜まっています。この状態から横になると、水分が体の中心に移動して夜中に尿意を催します。足元に水分が溜まることを軽減させれば、夜中の尿意も少なく済むので、眠る前に体の中心に水分を集めて排尿しておくことで不適切な排尿を防ぎます。

第4章　「夜中にハッと目覚める」を解決する　熟睡アイデア

TIPS

53

就寝前に仙骨を温める

寒くなるとトイレで起きるようになります……

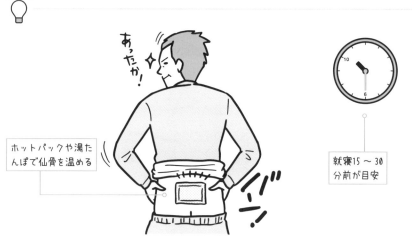

ホットパックや湯たんぽで仙骨を温める

就寝15〜30分前が目安

ADVICE
就寝前に腎臓の働きを鎮める！

就寝15〜30分前を目安に、ホットパックや湯たんぽで仙骨を温めてみましょう。腰よりとお尻の間辺りにある、ごつごつした骨が仙骨です。椅子やソファの座る位置にホットパックを置いたり、ベッドの仙骨位置に、湯たんぽなどを置いたりして温めておいてもよいです。ただ、睡眠中には放熱が必要なので、電気毛布など、一定の温度を保つものは避けましょう。

 理論解説

気温が下がると、腎臓交感神経の活動が高まり、夜間に尿をつくりすぎてしまうので、その結果として、夜中にトイレで起きやすくなります。副交感神経節のある仙骨を温めると、副交感神経の働きが高まり、反対に交感神経活動が低下するので、尿が過剰につくられることが防げます。

TIPS 54 昼間のトイレを増やす

昼間はトイレに行けず、夜中にトイレで起きます

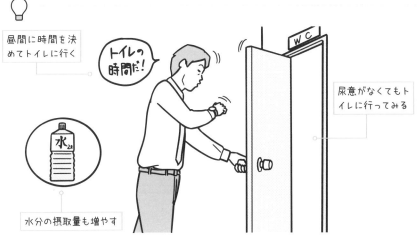

昼間に時間を決めてトイレに行く

トイレの時間だ！

尿意がなくてもトイレに行ってみる

水₂ℓ

水分の摂取量も増やす

ADVICE

体に排尿のリズムを教える！

　昼間にトイレに行く回数を増やすために、特に尿意がなくても、1回多くトイレに行ってみましょう。休日に実行してもよいです。トイレに行ってみると、意外に排尿ができるので、昼間のうちに、分散して排尿できるリズムを意図的につくってみましょう。昼間の排尿を増やしながら、水分摂取量も増やして、摂取と排泄のバランスをとるようにしてみましょう。

理論解説

　排尿にはノルマがあり、昼間に排尿できなかった分は、夜間に補われます。すると、夜間に排尿するリズムがつくられて、夜中にトイレに起きてしまいます。昼間の排尿が減ると、昼間の水分摂取量が減り、脱水で疲れやすくなります。成人では、1日2ℓの水分摂取が目安です。

TIPS

55 デジタルデトックスをする

夜中にかぎってトイレに行きたくなります……

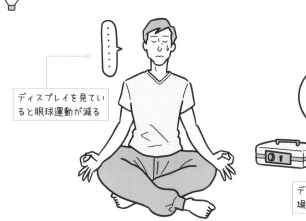

ディスプレイを見ていると眼球運動が減る

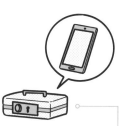

ディスプレイを見ない場所か時間帯をつくる

ADVICE
眼球運動が減ると尿意を感じなくなる！

　画面を見続けていると、尿意を感じにくくなるので、昼間に排尿する回数が減ります。すると、夜間睡眠中に、足りない分の排尿が補われます。そこで、画面を見ないデジタルデトックス（情報断食）をしてみましょう。画面を見ない場所か時間帯を決めると、実行しやすいです。まずは、休日の1時間だけ、という感じで、画面から完全に離れてみましょう。

 理論解説

　頻尿の治療に、アセチルコリンを抑える抗コリン剤が使われます。アセチルコリンは、眼球運動が増えると増加します。書店に行ってキョロキョロしていると、尿意を催しやすいです。反対に画面を見続けると、アセチルコリンが減り、尿意を感じにくくなります。

場所　食事　入浴法　光　運動　睡眠計画　心身の状態

56

ふくらはぎの筋トレで
いびき防止

自分のいびきで起きることがあります……

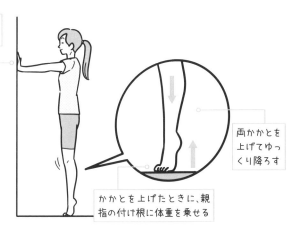

倒れないように壁や椅子に手を添える

両かかとを上げてゆっくり降ろす

かかとを上げたときに、親指の付け根に体重を乗せる

ADVICE

水分を循環させていびきを防ぐ！

　朝でも夜でも、仕事中でもいいので、両かかとを上げ下げするカーフレイズ、1日20回程度やってみましょう。ふくらはぎを使うと、体の水分が循環して、夜間に呼吸が詰まるのを防ぐことができます。むくみを感じる人は、積極的にやってみましょう。倒れないように、壁や椅子に手を添えて、両足の親指の付け根に体重を乗せてかかとの上げ下げをします。

 理論解説

　重力によって足元に溜まった水分が、横になったことで移動し、夜間睡眠中に首の周径が太くなっていびきが起こる、体液シフト仮説があります。筋肉は、収縮と弛緩で体内の水分を動かすポンプの役割があり、ふくらはぎの筋肉は、重力に抗して水分を回すのに重要です。

TIPS

57

寝返り筋を
トレーニングする

夜中に起きたときに寝汗がひどいです……

肩からひざが一直線になるまでお尻を上げて降ろす

仰向けで両膝を90度曲げてしっかり閉じる

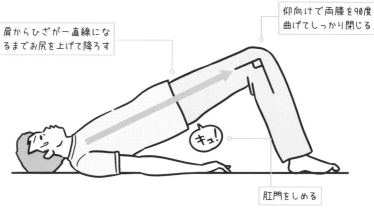

キュ!

肛門をしめる

ADVICE

きれいな寝返りで放熱促進!

　寝返りがきれいにできないと、寝汗が乾きにくく、夜中に目覚めてしまうことがあります。上手に寝返りできるように、ヒップリフトエクササイズをやってみましょう。仰向けになって、両膝を90度曲げます。両膝をしっかり閉じて、肛門をしめます。肩からひざまでが一直線になるまでゆっくりお尻を上げてゆっくり降ろします。これを、1日5回程度やってみましょう。

> 理論解説
>
> 　寝返りは、布団の中や、体とパジャマの間の空気を換気して、熱を逃がし、深部体温を低下させる役割があります。一晩の睡眠で20回程度行われます。寝返り動作は、体を持ち上げてその場で回転させるので、体を持ち上げるお尻の筋肉が重要な役割を担っています。

睡眠　食事　入浴法　光　運動　睡眠計画　**心身の管理**

TIPS

58 寝汗の粘り具合を調べる

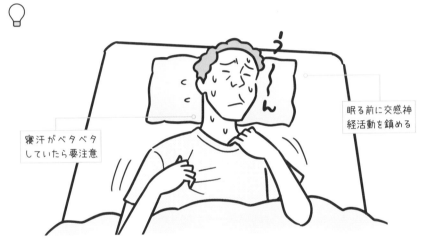

寝汗がベタベタして気持ち悪いです……

寝汗がベタベタ
していたら要注意

眠る前に交感神
経活動を鎮める

ADVICE

ベタベタ汗は
質の悪い睡眠のサイン！

　寝汗をかいたら、その汗の粘り具合をチェックしましょう。良質な睡眠がとれていると、副交感神経の活動によって、酵素がたくさん含まれたさらさらの汗をかきます。交感神経活動が低下せずに質の悪い睡眠をとると、汗がべたつきます。就寝前に、画面を見るのを控える、部屋を暗くする、首や仙骨を温めるなど、交感神経の活動を鎮めてみましょう。

理論解説

　交感神経活動が活発になっていると、唾液や汗にムチンという粘性物質が含まれるので、ベタベタとへばりつくような寝汗になります。ムチンは、粘膜の保護をしたり、胃腸の調子を整えたりする働きをしています。ねばねばした食材に多く含まれ、摂取すると夏バテ予防になります。

第4章 「夜中にハッと目覚める」を解決する 熟睡アイデア

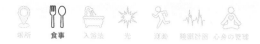

飲み会前には
コップ1杯の水を飲む

よい晩酌の仕方はありますか？

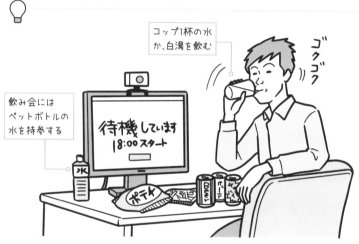

コップ1杯の水か、白湯を飲む

飲み会にはペットボトルの水を持参する

ゴクゴク

待機しています
18:00 スタート

ADVICE

失われる水分を先に補う！

飲酒後は、気分が高揚しますが、その後3時間程度で眠くなります。この作用を寝酒として利用していると、アルコールの利尿作用によって脱水して覚醒作用が強く働き、途中で目覚めたり、睡眠の質が悪くなったりします。この就寝後の脱水を防ぐために、飲酒前に、コップ1杯の白湯か水を飲んでおきましょう。飲むアルコールと同量の水分を先にとることが理想です。

理論解説

アルコールは、脳を覚醒させるドーパミンやグルタミン酸に作用する一方、神経を抑制させて眠りに関係するGABAにも作用します。催眠にも作用しますが、睡眠障害を引き起こすこともあります。同時に利尿作用によって体内の水分が不足するため、作用が強まりやすい特徴があります。

TIPS

悪夢をつくる４つの行動を避ける

頻繁に悪夢を見ます……

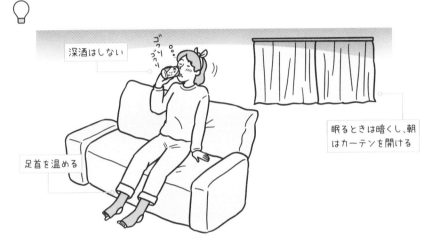

深酒はしない

ゴクゴク

足首を温める

眠るときは暗くし、朝はカーテンを開ける

第4章　「夜中にハッと目覚める」を解決する 熟睡アイデア

ADVICE

睡眠の阻害要因を避ける！

　医学的な「悪夢」とは、心拍や呼吸が速くなり、汗をかいて声を上げて起きる現象です。起きがけに夢見が悪いというだけならば、睡眠障害が背景にあるわけではありません。起きがけの悪い夢を増やす日常の行為が４つあります。照明をつけたまま眠る。朝になってもカーテンを開けず暗いまま二度寝する。足首が冷えている。深酒をする。これら４つを避けましょう。

理論解説

　夢は覚えていなくてもずっと見ていて、ノンレム睡眠中では「考え事」に近く、レム睡眠中では、扁桃体と神経接続するので怖いなど感情をともないます。通常、レム睡眠は睡眠の後半に集中しますが、睡眠を阻害する環境で眠ると、不適切なタイミングで出現することがあります。

61

頭の中で 爆発音が鳴るのを防ぐ

睡眠時にバーンと大きな音で目覚めてしまいます

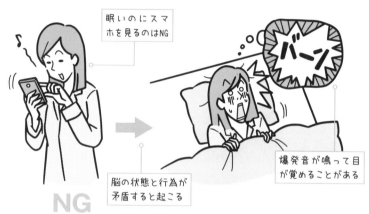

眠いのにスマホを見るのはNG

バーン

脳の状態と行為が矛盾すると起こる

NG

爆発音が鳴って目が覚めることがある

ADVICE

脳にかかる重力方向を変える

　ウトウトしたタイミングや起床のタイミングで、頭の中で爆発音が鳴るという、頭内爆発音症候群と呼ばれる現象があります。原因は明らかではありませんが、脳と体が睡眠への過程を踏んでいるタイミングで、それを阻害してしまう行為をするときに起こりやすくなります。例えば、睡眠薬を飲みつつカフェインを摂取する、寝始めの放熱時に体を冷やすなどです。

 理論解説

　頭内爆発音症候群は症例の報告は少ないですが、経験している人は多いようです。睡眠薬とカフェインを同時に服用すると、アデノシンを活発にしてGABAの促進を狙う睡眠薬に対して、カフェインがその促進作用を抑制します。このように、脳全体が協調して睡眠の作業を行えないと、生じるのではという見方もあります。

62 いびきを改善するには前傾側臥位で眠る

自分のいびきで目覚めることがあります……

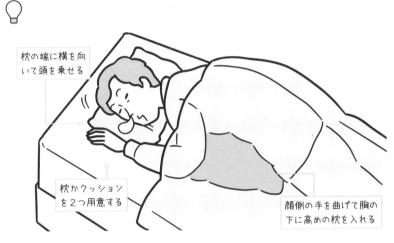

枕の端に横を向いて頭を乗せる

枕かクッションを2つ用意する

顔側の手を曲げて胸の下に高めの枕を入れる

ADVICE
重力を利用して呼吸を確保する！

　枕かクッションを2つ用意し、うつぶせで1つ目の枕の端に横を向いて頭を乗せます。顔側の手を曲げて、反対の手を体に添えます。手を曲げた側の胸の下に2つ目の枕を入れます。胸側の枕の方を少し高くして、体が丸くなる姿勢をつくります。この姿勢で眠り始めて、30分程度で寝返りするので、目覚めたときは仰向けで大丈夫です。4日以上続けてみましょう。

 理論解説

　横向きになって前かがみに寄りかかる姿勢を前傾側臥位といいます。重力に従う姿勢で、のどや舌の筋肉が前に移動し、気道が開きます。背中の動きを制限しないので、肋骨が後ろに広がり、腹式呼吸に誘導できます。眠り始めのいびきが抑制で

第4章　「夜中にハッと目覚める」を解決する　熟睡アイデア

125

きれば、睡眠の質が確保できます。

　肋骨は 12 対ありますが、上部と下部で呼吸に対する役割が分かれています。呼吸に関係するのが 2 〜 10 番目までの肋骨です。上部の 2 〜 3 番目までの肋骨は、息を吸うと胸が膨らむように動き、胸式呼吸を可能にしています。下部の 4 〜 10 番目までの肋骨は、体の横や背中側に広がるように動き、腹式呼吸を可能にしています。呼吸筋は、自動的に運動を行っていますが、意図的に呼吸の仕方を変えることもできます。せきこんで息苦しくなったときに、手で胸を押さえると深く呼吸できると思います。上部肋骨がせり上がる動きを制限すると、下部肋骨の動きが促進されて、腹式呼吸に誘導されます。胸式呼吸に比べて腹式呼吸は 1 回の呼吸のスパンが長く、呼吸数が減るのにともない、心拍数が下がりやすいです。就寝前や入眠時にこの呼吸パターンを使うと、体は低代謝状態になり深い睡眠に入ります。深い睡眠に入ると、いびきは起こりにくいので、**深い呼吸のスパンを長くつくる腹式呼吸の姿勢が、睡眠全体のいびきを減らすことにつながる**のです。

　睡眠時無呼吸症候群と診断された人が、医師から減量をすすめられることがあります。のどの奥に脂肪が溜まると空気の通り道が狭くなるので、呼吸が詰まりやすくなるからです。ところが、睡眠時無呼吸症候群の人には、やせにくいメカニズムが働いてしまっています。

　眠り始めに腹式呼吸に誘導して深い睡眠に入ると、成長ホルモンが増え、やせやすくなります。

\もっとしりたい／
前傾側臥位を正しく行うためのポイント

　前傾側臥位のつくり方をもう少し詳しく知っておきましょう。頭を乗せるクッションと胸の下に入れるクッションを使いますが、**胸の下のクッションの方をやや高めにする**のがポイントです。うつぶせというと、頭側を上げて体を反り返らせるような姿勢をイメージする人が多いですが、胸側のクッションを高くして、体が丸まるように姿勢をつくります。重力に従ってダラーっと体が垂れ下がるようなイメージです。

　前傾側臥位になると、眠り始めに口からよだれが出ることがあります。眠る前に副交感神経が活発になると、酵素を含む唾液が増えてさらさらになるため、口を下に向けるとよだれがたれてしまうのです。このよだれは雑菌を含むので、口腔内にためるより、排出してしまった方がよいです。口元にタオルを置くなどしてよだれを受けられるようにしておきましょう。続けていると、口腔内が調整されてよだれがこぼれ出ないようになっていきます。

迷いなく眠って昼寝中の 体のびくつきを消す

居眠りをしていてびくっとなって恥ずかしいです

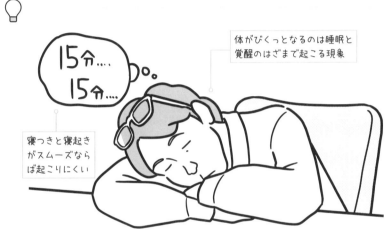

15分....
15分....

寝つきと寝起き がスムーズなら ば起こりにくい

体がびくっとなるのは睡眠と 覚醒のはざまで起こる現象

ADVICE

寝起きが悪いとびくっとなる！

　居眠りして体がびくっと動き、大きな音 を立ててしまう。これは、生理的ミオクロ ーヌスという現象です。目を閉じて脳波が アルファ波からシータ波に移行する際に起 こるので、寝つきや寝起きに時間がかかり、 もうろうとしている時間が多いと増える傾 向があります。問題のある現象ではありま せんが、寝つきと寝起きをスムーズにして いくと、気恥ずかしい思いをせずに済みま す。

 理論解説

　ミオクローヌスとは、主 動筋と拮抗筋が同時に収縮 することです。肘を曲げる なら、肘を曲げる筋肉は力 こぶ（主動筋）、伸ばす筋 肉は二の腕（拮抗筋）、こ の2つが同時に収縮すると びくっとなります。睡眠に 入るときに、筋肉が弛緩す る際にこのミオクローヌス が起こることがあります。

TIPS

64

つまみをよく噛んで食べて飲酒後のいびきを防ぐ

> 飲んで帰ってきた日はいびきがすごいといわれます

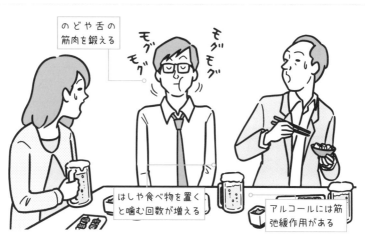

のどや舌の筋肉を鍛える

モグモグ

モグモグ

はしや食べ物を置くと噛む回数が増える

アルコールには筋弛緩作用がある

ADVICE

飲酒時はつまみをよく噛む！

　飲酒量が過度になると体に力が入らなくなり、睡眠中にいびきをかきます。アルコールは、筋肉を弛緩させます。強く影響を受けるのが、あご周囲の筋肉で、酔うと呂律が回らなくなります。あご周囲の筋肉が弛緩すると、のどをふさいでしまい、これがいびきになります。一方で、セロトニンが増えるといびきが抑制されやすく、セロトニンは食事をよく噛むと増えます。

理論解説

　アルコールは、重力に抗して体を支える抗重力筋の緊張を低下させます。強い抗重力を発揮するのはあご周囲の筋肉です。あご周囲の筋肉が弛緩すると、重力によって筋肉が移動し気道がふさがれます。普段から食べ物をよく噛むために、食事中にはしを置くことも大切です。

熟練したら睡眠は短くなる！

若いころの未熟な睡眠を求めない

「若いころみたいにぐっすり眠りたい」という相談をいただくことがありますが、若いころに長く眠るのは未熟な年齢だからです。高齢になっても若いころの睡眠を目指すと、睡眠の満足度だけが下がります。年齢を重ねると、長い睡眠がいらなくなるので、単純に睡眠時間だけにとらわれず、起床4時間後の眠気をチェックしましょう。日中にやりたいことが問題なく行えていることが重要です。現在の年齢に合った睡眠をつくりましょう。

年齢を重ねて必要睡眠時間が短くなる理由

年齢を重ねると睡眠時間が減る理由は、2つ考えられています。1つは、基礎代謝が減り、長い睡眠を維持することが難しくなること。もう1つは、睡眠中に行われる情報処理に関係し、経験則が積まれて、出来事の意味を処理する能力が高くなり、短時間で情報処理ができることです。

様々な体験を通して熟練してきた結果、情報処理に時間を要さずに睡眠が短くなるわけなので、何も若い未熟なころの睡眠を目指す必要はありません。高齢になると、睡眠のリズムを固定する力が弱くなるので、早く眠くなって早く起きてしまうという現象もよく起こります。

これは、反対に考えると、睡眠のリズムをずらしやすくなったということです。夜勤の仕事が苦痛でなくなった、好きな時間に起きるように自分でずらせるようになった、という声を聞くこともありますが、年齢に合わせてライフスタイルをつくっていくことができれば、睡眠の満足度は上がるはずです。

「昼間に眠くなる」を
解決する 眠気撃退アイデア

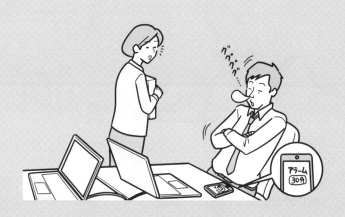

TIPS

65

量の不足か質の不足かを判断する

いつも眠い感じがします……

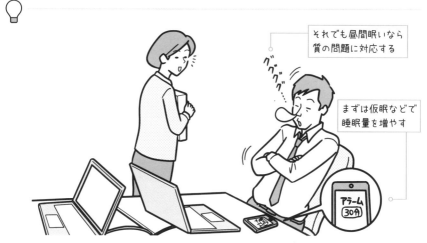

それでも昼間眠いなら
質の問題に対応する

まずは仮眠などで
睡眠量を増やす

アラーム
30分

ADVICE

まずは量の不足からチェック！

連休などで数日間、夜の早い時間からたっぷり眠ったときに、翌週の昼間の眠気が減っていたら、昼間の眠気の原因は、累積睡眠量の不足です。この場合は、次にご紹介する方法で、量的な睡眠不足を解消しましょう。たっぷり眠っても昼間の眠気が減らない場合は、質的な問題があります。TIPS20 や 23 などの対策で睡眠の質を上げましょう。

　理論解説

昼間の眠気を軽減するには、量と質のどちらに問題があるかを見極める必要があります。まずは量的な不足の可能性を確認し、量を増やしても改善が見られなければ、睡眠の質が悪いことの影響が、昼間の眠気としてあらわれています。

TIPS

66

累積睡眠量を増やす

いつも4時間睡眠で、5時間確保するのは無理です

いつも眠る時間　→　15 分前に眠る

15分の早寝を1か月続けたら
睡眠時間を7.5時間稼げる

8分未満で寝つ
ける場合は慢性
的な睡眠不足

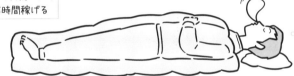

第5章　「昼間に眠くなる」を解決する　眠気撃退アイデア

ADVICE

睡眠時間は 1 時間単位で増やさなくてもいい！

　睡眠時間を 1 時間単位で考えず、1 週間や 1 か月の累積量を重視しましょう。8 分未満に寝つけるならば、慢性的に睡眠が不足しています。数分でも早寝をすれば、累積量を増やすことができます。1 日 15 分の早寝を 1 か月続けられれば、累積睡眠量は 7.5 時間増えます。就寝時間を守ろうと考えず、起床をそろえたうえで、数分でも早寝をしてみましょう。

理論解説

　目を閉じてから大脳が眠るには、10 分程度かかります。まどろむような間があるはずで、あっという間に意識を失っていたら、睡眠不足と考えましょう。累積睡眠量が十分になると、寝入りばなに、まどろみ、体の力が抜けていく気持ちいい感覚を得るようになっていきます。

場所　食事　入浴法　光　運動　睡眠計画　心身の整理

67

夕食を
30分早める

夜にバタバタして眠るのが遅くなります……

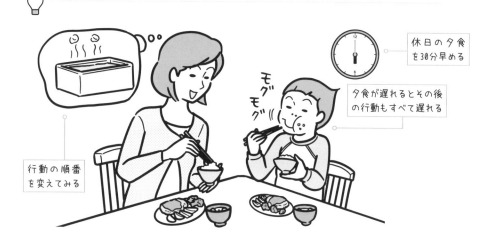

休日の夕食
を30分早める

夕食が遅れるとその後
の行動もすべて遅れる

モグ
モグ

行動の順番
を変えてみる

ADVICE

夕食か入浴が遅いと
早寝はできない！

　夜のスケジュールは、行動の順番が決まっていて、夕食後の行動は、夕食前に行うことはありません。夕食が遅れると、その後の行動もすべて遅れるので、就寝だけを早めることはできません。そこでまずは、夜のスケジュールが夕食や入浴など、何が基準になっているかを見つけ、休日にその行為を30分だけ早めてみて、平日も30分早める日をつくってみましょう。

🔍 理論解説

　私たちは、毎日自分の意志で行動していると思いがちですが、実際は、かなりの行動が大脳基底核の線条体でパターン化されています。パターン化された行動そのものを変えるのには、多くのエネルギーを消費しますが、パターン化された行動の順番を変えるだけならば、それほどエネルギーを消費せずに済みます。習慣を変えるには、まず行動の順番を変えることから始めるのが成功の秘訣です。

夕食時間が遅くなったら睡眠リズムが崩れる兆候

クリニックでは、メンタルの不調で会社を休職した方に睡眠改善に取り組んでいただいています。睡眠は、一度回復すればよいというわけではありません。回復して復職した人が、再び調子を崩す兆候を見つけて、再発を防ぐことも大切です。

実は、再発の危険性が高まるずっと前に見られる兆候があります。それは、夕食の時間が遅くなることです。睡眠が改善した最初のうちは睡眠時間を確保する意識も高いですが、忙しい生活の中では睡眠のことばかり考えているわけにはいきません。普段通り働けるようになって 1 か月ほど経過したあたりで、残業や休日の外出などで遅い時間に夕食をとることがあります。夕食時間が遅ければ、その後の行動も遅れて就寝が遅くなり、その日は寝不足になります。遅い時間に夕食を食べたという記憶が残り、「そんなパターンもあり」という感覚が生まれます。すると、ずるずると夕食時間は遅い時間にそろっていきます。「忙しくて 0 時までに就寝できない」という方は、休日や早く帰宅できた日まで夕食時間が遅くなっていることが多いです。

ここで気がついて、早い時間に夕食を食べれば、睡眠不足は慢性化せずに済みます。**少し余裕があったら、普段の生活ではちょっとあり得ないほど早い時間に夕食をとってみてください。**夜の時間が長く感じられ、「こんなパターンもあり」という感覚が生まれるはずです。

 理論解説

　　習慣は、大脳基底核の線条体でつくられていきますが、自分を第三者目線で見るメタ認知を使って、その線条体をうまく手玉にとってみましょう。そこで、望ましい行動を脳に経験させてしまって、既成事実をつくって行動のパターン化を狙うのです。夕食時間や入浴時間、メイクなど整容の時間は、習慣化によって実施するタイミングや手順が毎日ほとんど同じだと思います。**これによって、時間に余裕がないときや、生活がだらけてしまっているかもと感じられたときに、1 回だけでよいので、思い切って順番を変えてみましょう。**朝食よりも先にメイクする、帰宅後にいきなり入浴する、リラックスする前の 17 時に夕食を食べる、という感じで、普段ならあり得ないと思う行動の既成事実を脳に残すと、そのイメージが残り、翌日以降の行動も引きつけられていきます。習慣を操って、望ましい行動を増やしていきましょう。

68 就寝前に 眠らない

帰宅するとテレビの前でウトウト眠ってしまいます

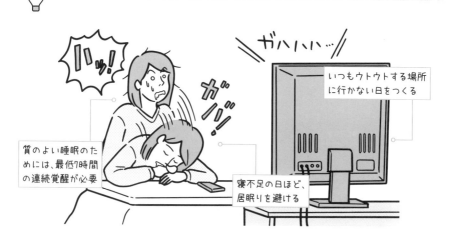

ガハハハッ

いつもウトウトする場所に行かない日をつくる

質のよい睡眠のためには、最低7時間の連続覚醒が必要

寝不足の日ほど、居眠りを避ける

ADVICE
睡眠圧を高める！

　就寝前にウトウト眠ることが習慣化されると、睡眠圧が失われて、長時間眠っても昼間に眠気を感じるようになります。大脳基底核の習慣化の影響で、ウトウトする場所が決まっているはずなので、疲れていない日や休日は、その場所に座らないようにしてみましょう。昼間に十分溜まった睡眠圧を、ベッドで一気に使うと、翌朝はスッキリして、昼間の眠気が少なくなります。

理論解説

　睡眠物質が溜まっていく様子は、圧力が高まっていくような仕組みとして「睡眠圧」と呼ばれます。睡眠の質を最低限確保するには、入眠前7時間は連続して起きている必要があります。寝不足の日は、より睡眠圧が高まっているので、夜に深く眠るチャンスです。

頭を立てて
仮眠する

午後の時間には必ず眠くなります……

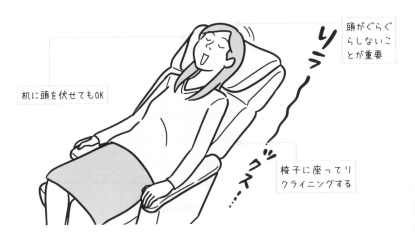

頭がぐらぐらしないことが重要

机に頭を伏せてもOK

椅子に座ってリクライニングする

ADVICE

座って仮眠すると
寝起きスッキリ！

　眠気を取り去る計画仮眠（第1章参照）では、体を横たえないようにしましょう。頭がぐらぐらした状態で仮眠すると、脳波が乱れるので、ネックピローや壁に寄りかかるなどして、頭を固定しましょう。周囲の目が気になるならば、座った状態ならば机に顔を伏せても大丈夫です。仮眠をすると眠りすぎてしまう場合も、座って仮眠をすれば、30分程度で目覚めやすくなります。

理論解説

　頭が地面に対して垂直になった状態で眠ると、深さによって睡眠を4段階に分けた第2段階までしか進みません。第3、4段階の深い睡眠で使われるデルタパワーを、夜間の睡眠にとっておくことができます。仮眠終了時に頭が起こされていると、頭がスッキリすることも立証されています。

70

疲れをとる場合は 完全にフラットに

疲れ切っていて少しの時間でもしっかり休みたいです

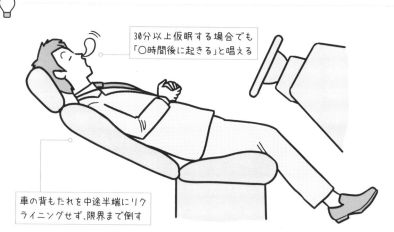

30分以上仮眠する場合でも「○時間後に起きる」と唱える

車の背もたれを中途半端にリクライニングせず、限界まで倒す

ADVICE

ピンチのときには 完全フラットで眠る！

　勤務などで夜に眠れないとき、昼間に眠るならば、中途半端にリクライニングせず、完全にフラットにしましょう。30分以上眠る場合も、起きる時間を唱える自己覚醒法を用いましょう。アスリートが、練習後に仮眠して回復効率を高めたり、夜間も走る運転手が、坂道に車を止めて座席をリクライニングし、体をフラットにして仮眠する方法を用いています。

 理論解説

　夜間睡眠が十分にとれない場合は、昼の仮眠で一時的に徐波睡眠を補うことを優先します。頭が起き上がった状態で重力を受けていると、徐波睡眠が得られにくいので、頭をできるだけ地面に対して水平にして、入眠してから徐波睡眠に入るまでの時間を短くします。

眠気計画

眠くなる時間帯を分析する

常に眠い感じがします……

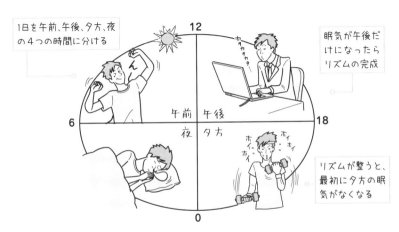

1日を午前、午後、夕方、夜の4つの時間に分ける

眠気が午後だけになったらリズムの完成

午前　午後
夜　夕方

リズムが整うと、最初に夕方の眠気がなくなる

ADVICE

午後と夜だけ眠いリズムをつくる！

　1日の時間を、午前、午後、夕方、夜の4つに区分すると、常に眠い人は、夜だけ眠気がないことが多いです。朝の光を脳に届け、早めに計画仮眠、夕方に筋トレをしてリズムが整うと、最初に夕方の眠気がなくなり、夜に眠気を感じるようになります。次に、午前の眠気がなくなり、午後だけが眠くなるようになったら、睡眠-覚醒リズムが整ったサインです。

理論解説

　睡眠-覚醒リズムは後ろにずれやすいですが、深部体温リズムはずれにくいです。そのため最高体温の起床11時間後に、眠くなる起床8時間後のリズムが重なってしまうと、深部体温の勾配が低くなり、常に眠いと感じるようになります。これは内的脱同調と呼ばれ、体調が悪くなります。

場所　**食事**　入浴法　光　運動　睡眠計測　心身の管理

72 カフェインレスで 歯ぎしりを防ぐ

十分眠っているはずなのに、昼間眠いんです……

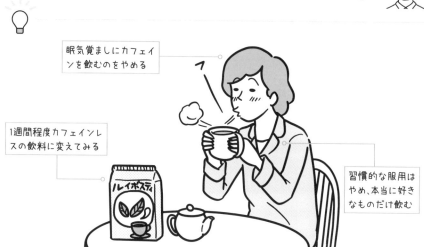

眠気覚ましにカフェインを飲むのをやめる

1週間程度カフェインレスの飲料に変えてみる

習慣的な服用はやめ、本当に好きなものだけ飲む

ルイボスティ

ADVICE

習慣的なカフェイン服用に気づく！

カフェインを摂取すると、夜間睡眠中の歯ぎしりが出現し、昼間の眠気の原因になることがあります。朝はコーヒー、疲れたら栄養ドリンクと、特に好きではなく眠気覚ましを理由にカフェインを飲んでいる場合は、それが眠気の原因です。1週間程度カフェイン摂取を控えた後、習慣的に飲んでいたものはやめて、本当に好きな飲料だけに限定してみましょう。

理論解説

睡眠中に歯ぎしりをすると、マイクロアローザルというごく短時間の覚醒が頻繁に起こります。自分では覚醒したことに気づきませんが、熟眠感がなくなり、昼間に眠くなります。眠気覚ましにカフェインを飲むと、カフェインが歯ぎしりを増強するので、悪循環になります。

近年新たにわかった GABA の効能

　最近、お菓子や食品、サプリメントに GABA 配合と表示されているのを
よく見かけるのではないでしょうか。**GABA とは、γ アミノ酢酸のことで、
発酵食品などに多く含まれています。**脳には、有害な成分が脳に入らないよ
うにブロックする血液脳関門という場所があります。従来、GABA は血液脳
関門を通れないので、食べ物から摂取しても脳には届かないといわれていま
した。ところが近年、GABA を大量に摂取すると脳内に入る可能性があるこ
とが明らかになったり、GABA を摂取すると睡眠が促進されることが臨床的
に示されたり、**睡眠の質を向上させるために GABA を摂取することに注目
が集まっています。**ただ、普通の生活で GABA が不足するわけではありま
せん。1 日に必要な GABA の量は 30mg 程度といわれ、一般的な食事を 3
食とっている場合、100mg 程度の GABA を摂取していることが推測されてい
ます。機能性食品やサプリメントは睡眠薬と同様、「それなしでは眠れない」
となる事態は避ける必要がありますが、睡眠リズムの強化のお供に利用する
のもよいでしょう。

理論解説

　眠気覚ましにはカフェインという認識があるかもしれませんが、実際にはカフェ
インに覚醒作用はありません。**カフェインの作用は、眠るための睡眠物質の働きを
ブロックすることなので、「覚醒する」のではなく「眠れなくなる」という作用です。**
脳が眠るまでの過程を知っておきましょう。脳には目覚めた段階から睡眠物質プロ
スタグランディン D_2 が溜まっていきます。プロスタグランディン D_2 が充満すると、
アデノシンという物質の働きが促進され、アデノシンは神経活動を抑制する GABA
の働きを促進します。脳が目覚めているときは、脳を覚醒させるヒスタミンが働い
ているのですが、GABA が増えるとヒスタミンが抑制されるので、脳は眠ります。
　この過程の中で、まず計画仮眠が狙っているのは、プロスタグランディン D_2 を
減らすことです。睡眠物質そのものを減らすので、眠気対策として根本的な対策
になります。次にカフェインは、プロスタグランディン D_2 がアデノシンを増やす
ところをブロックしています。これが、覚醒するわけではなく眠れなくなる作用だ
という意味です。病院で処方されるベンゾジアゼピン系睡眠薬が狙っているのが、
GABA の働きを促進することです。ドラッグストアで販売されている、抗ヒスタミ
ン剤を錠剤にした睡眠補助薬は、ヒスタミンをブロックしています。このように、
脳が眠る過程のうち、どこに働きかけているのかがわかると、使用するときにも納
得して使用できると思います。

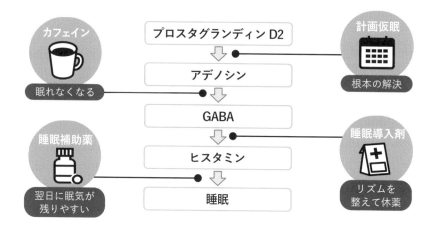

バナナやホットミルクがおすすめといわれる理由

　メラトニンを増やすには、その原料である必須アミノ酸のトリプトファンが必要です。よく、快眠のためにバナナやホットミルクをおすすめされますが、これはトリプトファンを含む食品をとりましょうという意味です。トリプトファンは、アルブミンと結合していて、その状態では血液脳関門を通ることができません。アルブミンとの結合を切って、トリプトファンが脳内に入れるようにしているのはインシュリンです。**しかし、血糖値のコントロールに重要な役割を果たすインシュリンは、実は睡眠不足になると減ってしまうことが明らかになっています。**睡眠不足の状態では、インシュリンが減っているので、摂取したトリプトファンは血液脳関門を突破できません。

　つい食品に頼りたくなるかもしれませんが、やはり根本的には、睡眠のリズムを整えて睡眠量も増やしていくことが必要で、睡眠量が増えてインシュリンが増えたら、摂取したトリプトファンが脳に入ってメラトニンになるという好循環がつくられます。食品１つで解決しようと考えず、睡眠のメカニズムを俯瞰して、うまくリズムが噛み合うように、できることから淡々と取り組んでいきましょう。

73

食事中にはしを置く

いびきや歯ぎしりをしているといわれます……

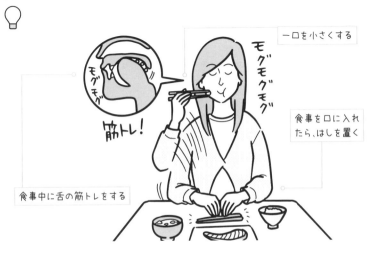

一口を小さくする

モグモグモグ

食事を口に入れ
たら、はしを置く

食事中に舌の筋トレをする

筋トレ！

モグモグ

ADVICE

食事中に舌の筋力強化をする！

　早食いの人は、手と口が動きを学習しているので、たとえ食事時間がたっぷりあっても早食いになりがちです。噛む回数が少ないと、舌を使う機会が減るため、舌の筋力が低下します。そこで、食事を口に入れたら、はしを置いてみましょう。早食いの人は、ずっとはしを持ち続けていることが多いです。その都度はしを置くと、自然に噛む回数を増やすことができます。

理論解説

　食塊を回しながら咀嚼することで、舌の筋肉が十分使われていれば、口を閉じたときに、舌は、上の歯の付け根辺りに位置しているはずです。下の歯や上あごの奥に位置していたら、舌の筋力が低下しています。舌の位置がキープできないと、睡眠中に、いびきや歯ぎしりを引き起こします。

第5章　「昼間に眠くなる」を解決する 眠気撃退アイデア

143

TIPS

74 事前に 予習しておく

難しい内容の会議にかぎって眠ってしまいます

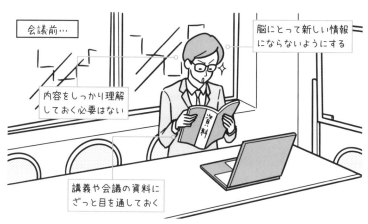

会議前…

脳にとって新しい情報にならないようにする

内容をしっかり理解しておく必要はない

講義や会議の資料にざっと目を通しておく

ADVICE

脳に事前情報を入れておく！

　講義や会議で、予測していない情報が与えられると眠くなります。そこで、あらかじめ情報に目を通しておき、聞く話を、既知の情報にしておきましょう。脳が予測できればよいので、内容を理解する必要はありません。また、自分が説明するときに相手が眠ってしまう場合は、相手が知らない情報を話しすぎなので、既知と未知を50％ずつの割合で話してみましょう。

理論解説

　TIPS35でお話ししたヤーキーズ・ドットソンの法則により、予測できない情報であるほど、ノルアドレナリンが増えすぎて覚醒度は低下します。脳にとって、既知の情報にしてしまえば、ノルアドレナリンの過剰な分泌は起こらないため、講義や会議中に起きていられるようになります。

月経終了から
1週間の睡眠を強化する

生理前はとても眠いので何もできません……

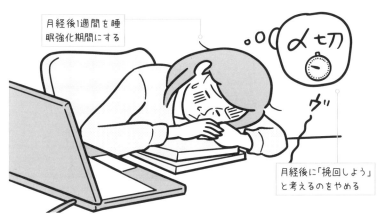

月経後1週間を睡眠強化期間にする

〆切

ウッ

月経後に「挽回しよう」と考えるのをやめる

第5章 「昼間に眠くなる」を解決する 眠気撃退アイデア

ADVICE
好調なときこそ
良質な睡眠をとる！

　月経前の眠気に悩む人には、「月経後に挽回する」という考えがあることが多いです。この考えから、好調の時期に、残業や家の片付けをして睡眠時間が減るのですが、基礎となる睡眠の力が低下すると、不調な時期の眠気が悪化します。反対に、月経終了から1週間は、睡眠強化週間と位置付けて、質と量を充実させると、次の不調時の眠気が軽くなります。

理論解説

　排卵から月経までの黄体期は、黄体細胞をたくさんつくるために、深部体温が高く保たれます。眠り始めから起床2時間前まで下がるはずの深部体温が下がらないため、深い睡眠である徐波睡眠が減ります。量的にたくさん眠っていたとしても、昼間に眠くなりやすいです。

76 眠気を点数化する

昔から1日中ずっと眠いです……

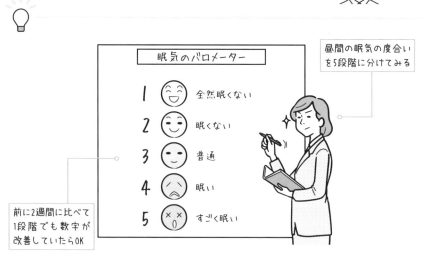

眠気のバロメーター

1 全然眠くない
2 眠くない
3 普通
4 眠い
5 すごく眠い

昼間の眠気の度合いを5段階に分けてみる

前に2週間に比べて1段階でも数字が改善していたらOK

ADVICE

眠気をスケール化して管理！

　仕事を終えたら、その日の眠気を5段階のスケールにしてみましょう。1が眠気なし、5が居眠りを繰り返す、など、自分なりに5段階をつくってみましょう。継続的に記録すると、ずっと変わらずに眠いわけではないことに気づきます。先週の点数が3〜4だったのに対して、今週2〜3だったら改善している、ということです。小さな成功を積み上げましょう。

 理論解説

　覚えていない現象である眠気をスケール化すると、平日と休日の差や、1か月の周期性が見えてくることがあります。また、スケール化することで、「立ち上がれば覚める眠気が3」など、自分なりの評価基準ができ、その段階ごとの対策が明確になります。

TIPS

77

口テープを使う

> 朝起きると口がカラカラで、寝起きも悪いです

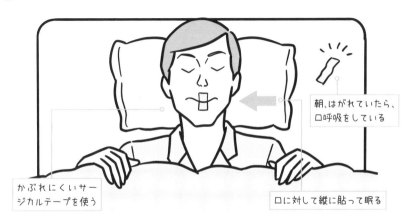

朝、はがれていたら、口呼吸をしている

かぶれにくいサージカルテープを使う

口に対して縦に貼って眠る

ADVICE

鼻呼吸で脳の温度を下げる！

　人間は、鼻呼吸で深く眠ります。鼻呼吸で眠れているかをチェックしてみましょう。眠る前に、サージカルテープや市販の口テープを、口を閉じるように縦に貼って眠りましょう。口呼吸をしている場合は、眠っている間に自分でテープをはがすので、目覚めたときはテープがついていません。口呼吸になっていたら、まずは、昼間に意識的に口を閉じてみましょう。

理論解説

　鼻の奥には血管が集まっています。眠る前は、鼻呼吸によって血液が冷やされ、その血液が脳を巡ることで脳の温度が下がります。口呼吸では、この脳の温度が下がる仕組みを使えないため、深い睡眠が得られにくくなります。口腔内が乾燥しやすく、感染リスクも高まります。

78 歯ぎしり癖に気づく

頭痛や肩こりがひどく、頭がボーっとしています

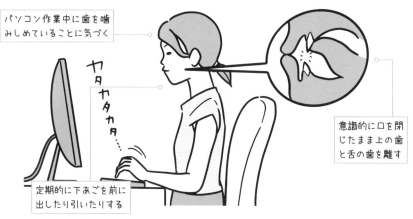

パソコン作業中に歯を噛みしめていることに気づく

カタカタカタ

定期的に下あごを前に出したり引いたりする

意識的に口を閉じたまま上の歯と舌の歯を離す

ADVICE

パソコンの前で歯を噛まない！

　画面を見ているときには、無意識のうちに歯を噛みしめやすく、慢性化すると、頭痛や肩こりを引き起こしたり、夜間の歯ぎしりにつながったりします。そこで、パソコン作業中に、意識的に口を閉じたまま上の歯と下の歯を離してみましょう。舌先を前歯の付け根辺りにつけてください。作業中に、下のあごを前後に動かすのも、無意識の噛みしめを防ぐのに役立ちます。

 理論解説

　通常、上の歯と下の歯が接触するのは1日の中で20分程度といわれますが、パソコン作業中などに歯を食いしばることを歯列接触癖と呼びます。脳が、動作を学習してしまっているので、食いしばっていることに気づいたら、意図的に動作を変えて再学習させましょう。

TIPS

79

炭水化物を最後に食べる

ランチ後に急に力が出なくなります……

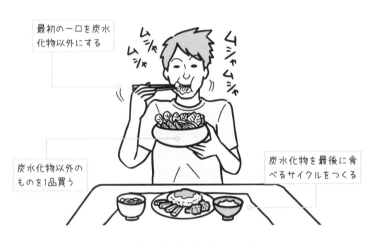

最初の一口を炭水化物以外にする

炭水化物以外のものを1品買う

炭水化物を最後に食べるサイクルをつくる

ADVICE

低血糖による眠気を防ぐ！

　食事で最初の一口に炭水化物を食べると、食後に眠くなりやすいです。ベジタブルファースト＆カーボラストを意識して、食べる順番を変えてみましょう。ランチや運転中の食事休息では、炭水化物中心になりやすいです。最初に口に運ぶ一品だけでもいいので、炭水化物以外の食品を買ってみましょう。食事の順番を習慣化すれば、自然に食後の眠気が軽減します。

理論解説

　空腹時に炭水化物を食べると、血液中のグルコースが急激に増えます。すると、インシュリンが急激にグルコースを血液中から体内に取り込むので、一時的に低血糖になります。低血糖になると眠気を催します。血糖値の急上昇急低下を防ぐと、昼間の脳の覚醒度は安定します。

第5章　「昼間に眠くなる」を解決する　眠気撃退アイデア

大事な仕事の前は他人に目を向ける

80

仕事中にあくびが出てしまいます……

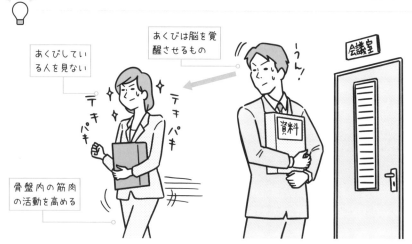

ADVICE

人は見たものの影響を受ける

　自分の脳の覚醒レベルが低下してあくびが出ると、周りの人にも伝染してしまいます。あくびの伝染を調べた実験では、あくびをしている口だけの画像と口のない顔の画像を見せた場合、口のない顔の画像の方が伝染したという結果でした。顔全体のパーツの動きが重要な要素だということです。職業ドライバーの方々に研修をしていると、「朝、バス停に行列してあくびをしている人を見ると急に眠くなる」といわれることがあります。これがミラーニューロンによるあくびの伝染です。ミラーニューロンは、前帯状回など複数の脳の領域で見られる神経活動で、目にした人のしぐさを無意識に脳内で再現するため、まるで鏡に映したようになるという意味で名付けられています。ミラーニューロンは、必ずしも望ましい行動だけを再現するわけではあ

りません。デスクであくびをしている人が目に入れば、そのまま脳内で再現されて自分も眠くなってしまいます。脳に何を見せたいか、と考えてみて、あえてシャキッときびきび行動している人を見るように心がけることも、不用意な眠気を防ぐことにつながります。

また、ミラーニューロンの働きで何でも脳内に取り込んでしまうのを防ぐための仕組みも、脳には備わっています。これは、上側頭溝を起点にしたメンタライジングネットワークと呼ばれています。自分と他人を脳内で区別した上で、第三者的な立場で他人に共感するという働きです。

昼間の生産性を高めるために、ドラマや映画の集中している人の映像を見たり、集中して作業をしている人がいる空間に行ったり、意図的に機敏な行動をしている人に注目するなど、他人の力も借りてみるのもよいと思います。

＼もっとしりたい／
あくびの予防方法

「あくびをしない方法はありますか？」と聞かれることがありますが、あくびが出るほどのはっきりした眠気をやり過ごすには、明確に体温を上げるしかありません。**肛門をしっかりしめて骨盤内の筋肉の活動を高め、肩をお尻に向かって引き下げて背中やお尻の筋肉を使って体温を上げましょう。**また、生体リズムが整ってきて、あくびが出る時間帯がそろってきたら、その時間の前にあらかじめ計画仮眠をとっておきましょう。生体リズムを上手に扱うには、問題が起こってから対処するという考え方ではなく、これから起こることを予測してリズムを誘導するという考え方が必要です。

理論解説

あくびで使われるあごの筋肉は、すべての筋肉の中で、面積に対する出力が最高です。筋肉の緊張は、網様体賦活系を介して、脳の覚醒に強く影響を与えます。あごの筋肉は、脳の覚醒に影響力が大きいので、食事を噛む回数を増やしたり、口を大きく動かして話すことで頭がスッキリします。

リアルな夢の役割とは？

リアルな夢で不要な記憶や不安を消している！

レム睡眠では、脳内の不要な記憶を消去する作業が行われています。このときに、自覚できるリアルな夢を見ています。不要な記憶が消去されて事実関係が整理されると、悩みや不安はスッキリします。ただ、余計にレム睡眠を増やすと、夢と現実の区別がつきにくくなり、頭痛やだるさを自覚しやすいです。二度寝で余計なレム睡眠が増えるので、二度寝を避けましょう。

ある出来事を体験すると、その体験の記憶に、感情体験もセットで記憶されます。感情体験は、自分の脳内だけで起こった記憶であり、事実ではありません。これが悩みや不安を引き起こします。レム睡眠中には、不要な細胞を消去し、感情体験の記憶を消していると考えられています。

なぜ色つきの夢を見るのか？

夢が色つきでもそうでなくても、良し悪しはありません。

脳内の神経接続は、普段から頻繁に使われているルートに引きつけられます。**イラストを描いたり映像処理をしたりするなど、視覚を頻繁に使用する人が色つきの夢を見ることが多いです。**匂いや音、体の動き、触った感じがある夢を見る人は、それらの感覚への神経接続が普段から優位に行われています。

通常、夢は、視覚情報を統合する高次視覚野に神経が接続されて映像化されます。

普段は、1次視覚野から5次視覚野を経て、脳内で映像が加工され、この加工後の映像が夢に出てきます。しかし、普段使われる1次視覚野と神経が接続することがあると、夢が色つきになります。

「夜勤や育児などによる不規則な生活」を
解決する 時間調整アイデア

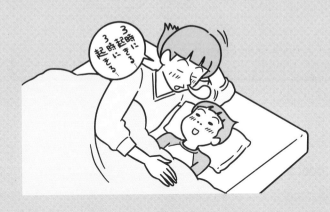

81 睡眠を2回に分ける

子供を寝かしつけて一緒に眠ってしまいます

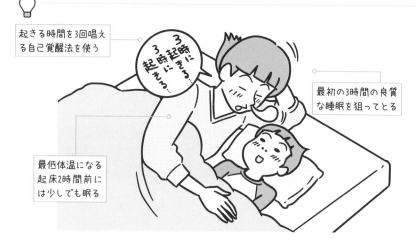

起きる時間を3回唱える自己覚醒法を使う

3時に起きる〜3時に起きる…

最初の3時間の良質な睡眠を狙ってとる

最低体温になる起床2時間前には少しでも眠る

ADVICE

最初の3時間を狙う！

　意図せず眠った場合と準備をして眠った場合では、目覚めたときのスッキリ感が異なります。睡眠の最初の3時間を充実させるために、子供の寝かしつけに合わせて自分も眠る準備を整えて眠ってみましょう。「0時に起きる」など、起きたい時間を3回唱える自己覚醒法で目覚めたら、1〜2時間で家事などをこなし、深部体温が最低になる起床2時間前に再び眠りましょう。

理論解説

　睡眠は、平均90分単位で深くなって浅くなるサイクルがあり、最初の2サイクルである3時間に深い睡眠が集中します。このタイミングで深く眠ると、いったん起きてもスッキリした感覚があります。明け方の最低体温の時間に合わせて眠れば、深部体温リズムのずれを防ぐことができます。

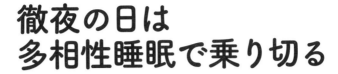

TIPS

82

徹夜の日は 多相性睡眠で乗り切る

仕事柄、徹夜が避けられないことがあります……

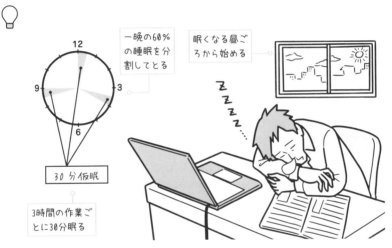

一晩の60%の睡眠を分割してとる

眠くなる昼ごろから始める

30分仮眠

3時間の作業ごとに30分眠る

ADVICE

脳の働きを管理する！

　完全な徹夜は避けて、一晩の睡眠の60%を分割してとりましょう。徹夜がわかっていたら、昼ごろから始めて、3時間の作業ごとに30分眠ります。これを翌朝まで繰り返す方法を多相性睡眠といいます。作業時間の配分は自由に決めますが、1回の睡眠は、20〜60分程度にとどめて、長時間睡眠は避けます。眠気の有り無しにかかわらず、決めた時間に機械的に仮眠をしましょう。

理論解説

　人間は、昼間に起きて夜に眠る単相性睡眠ですが、動物の多くは、1日のうちで寝たり起きたりを繰り返す多相性睡眠です。多相性睡眠は、外洋ヨットレースで用いられたことから研究され、夜中の作業でも、作業効率の低下を最小限に抑えることができることが明らかになっています。

155

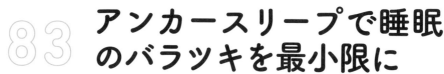

アンカースリープで睡眠のバラツキを最小限に

睡眠時間がバラバラです……

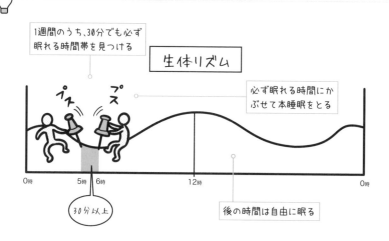

1週間のうち、30分でも必ず眠れる時間帯を見つける

生体リズム

必ず眠れる時間にかぶせて本睡眠をとる

プス　プス

0時　5時　6時　12時　0時

30分以上

後の時間は自由に眠る

ADVICE

生体リズムにいかりを下ろす！

　睡眠のリズムがバラバラだ、といっても、記録をとると、必ず眠れる時間帯を見つけることができます。不規則なリズムにいかりを下ろして固定するように、必ず眠る時間帯をつくることをアンカースリープといいます。まずは30分でもアンカーにできる時間帯を見つけて、その時間帯に重なるように眠ってみましょう。アンカーは長いほどリズムが乱れにくくなります。

理論解説

　メラトニンリズム、睡眠-覚醒リズムがずれてしまっても、固定力が強い深部体温リズムをずらさなければ、ダメージは最小限に抑えられます。平均的な起床2時間前の最低体温時を目安に、アンカースリープをつくれば、内的脱同調を防ぐことができます。

場所　服装　入浴法　光　運動　睡眠計画　心身の管理

寝ている赤ちゃんを
抱っこして窓際に行く

84

子供の夜泣きで寝不足が続いています……

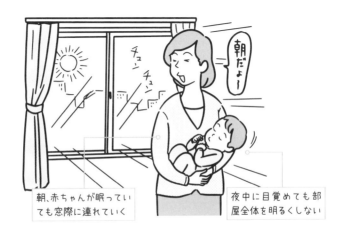

朝、赤ちゃんが眠ってい
ても窓際に連れていく

夜中に目覚めても部
屋全体を明るくしない

ADVICE

赤ちゃんの脳に
朝と夜を知らせる！

　赤ちゃんが眠らず、朝方にようやく眠ってくれると、そのまま寝かせてあげたくなってしまいますが、ここで抱っこをして窓際に連れていきましょう。朝の光を感知しないと、夜に眠くならず、寝かしつけや夜泣きへの対応が大変になります。また、夜中は、部屋の照明をつけずに照明を壁側にあてるなどして、赤ちゃんの脳に強い光が入らないようにしましょう。

理論解説

　年齢が若いほど、光に対する感受性は高いです。成人が感じているよりも強く朝の明るさと夜の暗さの影響を受けます。生後7か月ごろから母親のリズムに同調しますが、母親が妊娠中からリズムを整えていると、産後に赤ちゃんのリズムが整いやすい傾向もあります。

TIPS

85

4 〜 6歳は
昼寝を避ける

保育園に通う子供が夜なかなか眠ってくれません

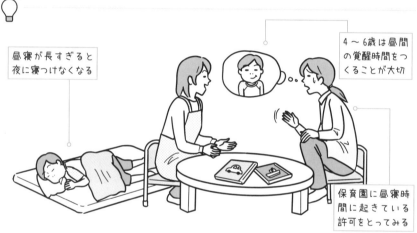

昼寝が長すぎると夜に寝つけなくなる

4 〜 6歳は昼間の覚醒時間をつくることが大切

保育園に昼寝時間に起きている許可をとってみる

ADVICE

保育園で昼寝すると夜眠れない！

　保育園では、園のスケジュールで2時間程度昼寝をすることが多く、夜に覚醒して寝つきにくくなることがあります。休日に昼寝をしない場合、夜にすんなり寝つくならば、保育園に、「昼寝時間に静かにしていれば、無理に眠らなくても大丈夫ですか」と聞いて許可をとってみましょう。許可が下りない場合は、休日だけでも、昼から夕方に眠らないようにしてみましょう。

▶ 理論解説

　都内の保育園で6歳児、5歳児を対象に、昼寝をやめる実験では、夜に寝つきがスムーズになり、保育園への行き渋りが減ったという結果が出ています。4歳児でも同様の結果が得られるため、この時期から昼間の睡眠圧を高めて夜間睡眠の質を高めることが重要だとされています。

TIPS

86

寝たきりの人でも
夕方は体を起こす

介護中の父が夜中に起きるので睡眠不足です……

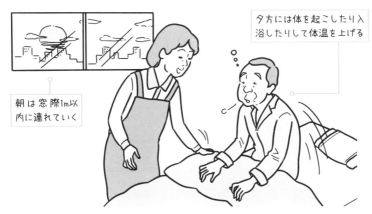

夕方には体を起こしたり入浴したりして体温を上げる

朝は窓際1m以内に連れていく

ADVICE

夕方に眠るのを防ぐ！

　午後の遅い時間帯から夕方にかけて、ベッドで横になってウトウトしてしまうと、夜間は寝つきにくく眠っても途中で起きやすくなってしまいます。座っているだけでも筋肉を使うので、体温が上がりやすいです。夕方には、横にならず起き上がるようにしたり※、入浴や食事などで体を温めたりしてみましょう。朝は、車椅子でも窓際1m以内に連れていき、脳に光を届けてみましょう。

※専門家に相談のうえ行いましょう。

理論解説

　入所介護施設での実験では、入浴時間を午前中から夕方に変えたところ、夜間の徘徊や不穏になることが減ったという結果が得られています。また、デイルームの照明を2倍明るくした実験でも、夜間のトラブルが少なくなり、生体リズムに合わせた環境づくりが重要だと示されています。

87

夜勤明けには
眠らない

夜勤があるので睡眠のリズムが乱れます……

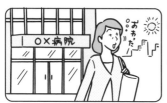

夕勤のときも日勤との起床時間の差を3時間以内にする

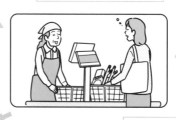

夜勤明けには眠らずに夜の早い時間からまとめて眠る

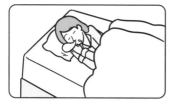

日勤や休日の夜の睡眠量を数分でも増やす

ADVICE

夜勤明けの夜は
良質な睡眠のチャンス！

　24時間以上覚醒していると、脳の覚醒が高まるので、夜勤明けにはハイテンションになりがちです。そのまま起きていると、夕方ごろに猛烈に眠くなります。ここで眠ると、睡眠圧が使われてしまい、夜に目覚めてその後眠れなくなります。夜勤明けの最初の睡眠は、質が高まるので、昼間は眠らず、夜の早い時間から翌朝までまとめて眠りましょう。

理論解説

　交代勤務で体調を崩す人には、日勤の夜の睡眠時間が短く、夕勤は出勤直前まで寝だめをして、夜勤明けは夕方から夜の早い時間に眠って夜中には寝つけない、という特徴があります。昼に眠っている時間帯がつくられると休日の昼も眠ってしまい、休日の夜の寝つきが悪くなります。

不規則な睡眠でも体調を万全にする4つの対策

夜勤や不規則勤務でも体調を崩さないための対策は、大きく4つあります。

①休日や日勤の夜に30分だけ早寝をする

交代勤務で体調を崩す人とそうでない人の睡眠のリズムを比べてみると、**体調を崩す人は、休日や日勤の夜の睡眠が30分から1時間ほど短い傾向があります**。つまり、交代勤務とは関係ない普段の生活リズムでの睡眠が短いのです。生体リズムの基準となるべき睡眠時間が短くなれば、それだけリズムの固定力が弱まり、夜勤によってあっさりリズムがずれて回復に時間がかかってしまいます。

就寝が遅くなる理由は、そのタイミングしか自分の時間がないからという回答が一番多いです。**その自由な時間を有効活用するために、意図しない夜更かしだけは避けてみましょう。**夜更かしをしたいときはしっかりとその時間を楽しめるように準備をするのです。自分の体のケアに時間をあてられれば、自分をいたわり、睡眠の質も上げることができます。

②夕勤と夜勤の朝は、日勤の起床時間から3時間以内に起きる

起床時間のずれが、生体リズムのずれにつながり、脳のパフォーマンスが低下してしまうということをお話ししてきました。夕方から勤務が始まるときや夜勤のときは、これから眠れない時間がくるので今のうちにできるだけ眠っておこうと考えるのは自然なことだと思います。しかし、生体リズムを1週間単位で俯瞰してみると、夕勤前に遅くまで眠ったことで日勤の夜や休日の夜にあまり眠くならず、睡眠の質が下がりやすいです。

そこで、**勤務が遅い時間から始まるときは、ひとまずいつも通りの時間に目覚めて窓際に行き、脳に光を届けてから仮眠をしましょう。**疲れているときはできるだけ頭をフラットにして眠り、眠気だけを取り除きたいときには、座ったまま仮眠をしましょう。こうすると、夕勤や夜勤のときは寝不足感があるかもしれませんが、こちらのリズムの方がイレギュラーで、夜勤明けにもとの生活リズムに戻ったら、睡眠の質がぐっと上がるようになります。

③休憩時間に計画仮眠をする

夜勤で調子を崩す人の中には、休憩時間が与えられていても「起きられるかどうかが不安だから」ということで、仮眠をとらない人もいます。これは、普段から睡眠と覚醒を意図的にコントロールできていないということです。

能動的に睡眠をコントロールしていると、仮眠をしたときにも、狙った時間に目を覚ますことができますし、目覚めたときはスッキリします。反対に、なんとなく眠ってしまった、気づいたら夜中まで起きていたという感じで、普段から意図しないリズムがつくられてしまう方は、仮眠をすると不用意に眠りすぎ、目覚めた後もボーっとする睡眠慣性が起こります。

夜勤中は、とても負担が大きいので、その一番大変なときの負担を減らすことができるように、普段から能動的に睡眠を扱うようにしてみましょう。

④夜勤明けの昼間は眠らない

この方法が1番大変ですが、最も回復を実感できると思います。夜勤で連続覚醒時間が長くなった後は睡眠圧がすごく高まっているので、その後の睡眠の質は最高になります。その最高の睡眠のタイミングを、意図的に仕向けるということです。最高の睡眠は、普段の睡眠の時間帯にかぶせて、夜の早い時間帯から翌朝までに照準をあてて、昼間は体を動かすことや会話などをして眠らずに過ごしてみましょう。実行し始めは大変だと思いますが、慣れてくると、より睡眠の質を高めようと自然に考えられるようになります。

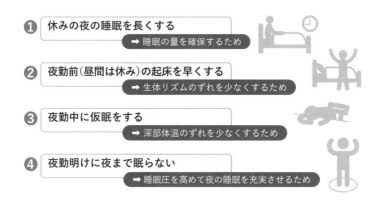

❶ 休みの夜の睡眠を長くする
➡ 睡眠の量を確保するため

❷ 夜勤前（昼間は休み）の起床を早くする
➡ 生体リズムのずれを少なくするため

❸ 夜勤中に仮眠をする
➡ 深部体温のずれを少なくするため

❹ 夜勤明けに夜まで眠らない
➡ 睡眠圧を高めて夜の睡眠を充実させるため

食事　入浴法　光　運動　睡眠計測　心身の管理

88 子供の脳に睡眠を学習させる

子供に「早く寝なさい」といっても眠ってくれません

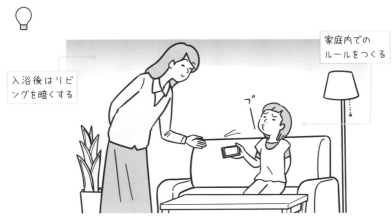

入浴後はリビングを暗くする

家庭内でのルールをつくる

ADVICE

子供の脳が眠くなる演出をする！

　子供は成人より光感受性が高いので、リビングが明るいだけでも眠気を感じにくくなってしまいます。入浴中に浴室の照明を消したり、入浴後にリビングを暗くしたりするなど暗い環境をつくると眠くなりやすいです。目が悪くならないように、手元は明るくし、暗くなったら画面を見るのを終わりにするなど、家庭内でのルールづくりをしてみるといいと思います。

 理論解説

　子供は、朝、脳に光が届くと14時間後に眠くなります。夜暗くすることでも眠くなりやすいので、入浴後に暗くするなど、光の明暗をはっきりとつくりましょう。本の読み聞かせは親子の脳によい効果がありますが、リビングで行い、寝室は眠る場所だと脳に学習させましょう。

89

子供にイライラしないためには寝だめを避ける

子供にイライラしてつい怒鳴ってしまいます

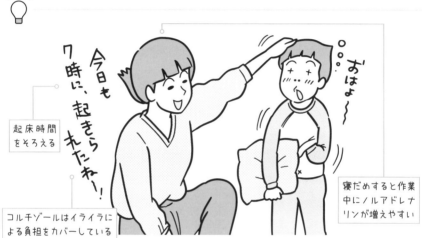

起床時間をそろえる

今日に、起きられたね〜！

コルチゾールはイライラによる負担をカバーしている

おはよ〜

寝だめすると作業中にノルアドレナリンが増えやすい

ADVICE

寝だめでイライラする！

　作業中に、子供に「これ見て！」と、いわれてイラっとすることがあります。これは、作業に無関係な刺激で乱されたテンポに、心拍や呼吸を合わせる負担がかかったからです。この負担軽減のために、コルチゾールが増えます。通常、日中にはコルチゾールの分泌は少ないですが、起床時間に差があると、日中にも分泌されて、イライラ反応が起こりやすくなります。

理論解説

　作業を始めると、①アドレナリンが増えてテンションが上がります。そのまま作業をすると、集中を持続するために②ノルアドレナリンが増えます。この時点で、作業に無関係な刺激を受けると、③コルチゾールが増えて、自覚的にイライラします。寝だめでは②と③が早く出現します。

90

眠る時間を増やして
夜中の間食を回避する

夜中に小腹がすいてだらだら食べてしまいます

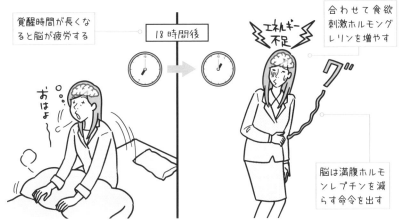

覚醒時間が長くなると脳が疲労する

18 時間後

エネルギー不足

合わせて食欲刺激ホルモングレリンを増やす

おはよー

脳は満腹ホルモンレプチンを減らす命令を出す

第6章　「夜勤や育児などによる不規則な生活」を解決する　時間調整アイデア

ADVICE
累積睡眠量が多ければ
夜中に食べない！

夜中まで起きていると、固いものや甘いものが食べたくなると思います。これは、連続覚醒時間が延びたことで脳が出す誤った指令による食欲です。ここで食べると、深部体温が上がるので、睡眠が浅くなり、脂肪を分解する成長ホルモンが減ります。分解されない脂肪は、翌日のエネルギー源にあてる中性脂肪として保管されるので、体重が増えてしまいます。

理論解説

連続覚醒時間が18時間を超えると、脳はエネルギー不足だと判断し、満腹をつくるレプチンを減らし、食欲を刺激するグレリンを増やす命令を出します。これで小腹がすく反応は誰でも起こりますが、累積睡眠量が多い人ほど、このときの食欲をやり過ごすことができます。

TIPS

91 子供の鉄分不足を補う

子供が脚をさすってあげないと寝ません

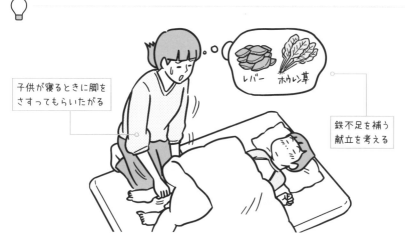

子供が寝るときに脚を
さすってもらいたがる

レバー　ホウレン草

鉄不足を補う
献立を考える

ADVICE

落ち着きのなさではなく鉄不足！

　夕食時になると子供が食事中に歩き回る、親に脚をギューギュー押し付ける、布団の隙間に脚を入れる、就寝時に脚をさすってもらいたがる。子供にこんな様子があったら、むずむず脚症候群かもしれません。食事で鉄分を補給し、ココアやコーラなどに含まれるカフェインを避けて、夕方は過度な運動を避け、就寝前にはストレッチで脚を伸ばすと軽減します。

 理論解説

　チロシンからドーパミンを生成するには、鉄イオンが必要なので、鉄分が不足するとドーパミンが減り、むずむず脚症候群になることがあります。子供は、単に落ち着きのなさや行儀の悪さだと見られがちなので、その背景にある鉄不足や筋肉を伸ばす運動不足に気づいてあげましょう。

92

睡眠中の子供の動きは見守ろう

眠っている間に子供が首を左右に振っています

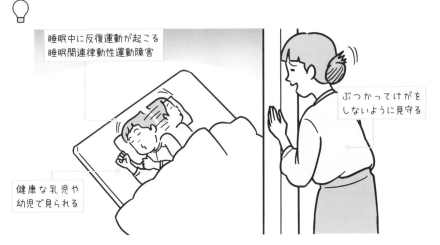

睡眠中に反復運動が起こる
睡眠関連律動性運動障害

健康な乳児や
幼児で見られる

ぶつかってけがを
しないように見守る

ADVICE

子供の動きは無理に抑制しない！

　睡眠中に、首を左右に振り続けるのは、睡眠関連律動性運動障害と呼ばれます。何か嫌な夢でも見ているのか、と心配になりますが、運動発達の過程で見られる筋肉の反復運動なので、成長とともに消失します。無理に起こしたり動きを止めたりすると、長引くこともあります。ただ、ものにぶつかってけがをしてしまうこともあるので、周囲のものをどけて見守りましょう。

 理論解説

　睡眠関連律動性運動障害は、9か月児で59％、18か月児で33％、5歳になると5％と、乳児期ではよく見られ、年齢が上がると消失します。一度に動く時間の長さは15分以内で、首や脚など大きな筋肉で見られると派手な動きになりますが、慌てず安全を確保して見守りましょう。

93

マイナス1歳からの睡眠トレーニング

妊娠中で睡眠が乱れています……

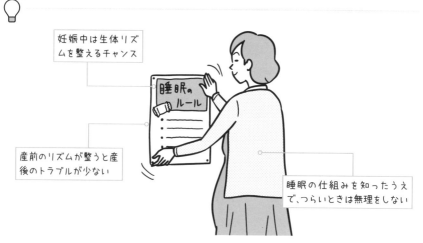

妊娠中は生体リズムを整えるチャンス

睡眠のルール

産前のリズムが整うと産後のトラブルが少ない

睡眠の仕組みを知ったうえで、つらいときは無理をしない

ADVICE

産前のリズムが
産後の助けになる！

妊娠初期から猛烈な眠気で、寝たり起きたりを繰り返すと、生体リズムは乱れがちです。一時的なリズムの乱れは、赤ちゃんの成長には害がありませんが、産前のリズムが整うほど、産後うつや夜泣きが少なくなります。朝と夜の明暗をつくる、夕方には体を起こす、眠くないのに無理に就寝しないなど、最低限のリズムを維持したうえで自由に過ごしましょう。

理論解説

妊娠中は、深部体温が低下しにくいプロゲステロンが妊娠後期に向けて 10 〜 5,000 倍に急増していきます。このため、寝つけなかったり、途中で目覚めたりすることがあります。ただ、睡眠科学を使ってこれらのトラブルに対応することは、産後の子育てにも大きく役立ちます。

眠活　食事　入浴度　光　運動　睡眠計画　心身の管理

94

子供が眠っている間に
歩き出しても止めない

子供が寝ている間に歩き回るのですが大丈夫でしょうか

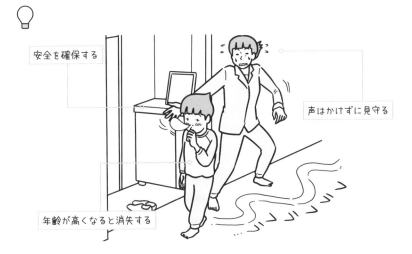

安全を確保する

声はかけずに見守る

年齢が高くなると消失する

ADVICE

脳の発達途中で起こる現象！

子供が睡眠中に起き上がって、着替えて外に出る。このように眠りながら体を動かすのは、睡眠時遊行症と呼ばれます。脳の発達途中で見られやすい現象で、普段の自動化された行動が起こります。寝言もこれに含まれます。寝言では発言の内容を気にしがちですが、発声という運動をしただけで意味はありません。無理に制止すると暴れてしまうこともあるので、安全を確保して見守りましょう。

理論解説

脳が急速に発達していると、大脳は眠っているにもかかわらず、自動化された運動が出力されることがあります。生後11か月ごろの歩き始めから見られ、4〜8歳がピークです。成人でもまれに見られることがあります。年齢が高くなり脳が発達していくと、神経活動は抑制され消失します。

TIPS

95 読み聞かせはリビングで行って夜泣きを抑制

子供が夜中に大声で泣き叫びます……

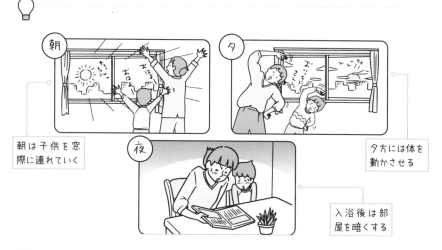

朝　朝は子供を窓際に連れていく

夕　夕方には体を動かさせる

夜　　入浴後は部屋を暗くする

ADVICE

脳の発達途中で起こる現象！

　夜中に怯えたように大声で泣き叫ぶ。これは、夜驚症（睡眠時驚愕症）と呼ばれます。目を開いて、ベッドから出ようとすることもあります。声掛けしたり無理に動きを制止したりせず、見守ることが大切です。生体リズムの乱れが要因なので、朝は窓際に連れていき、夕方には体を動かす、夜は入浴後は部屋を暗くする、読み聞かせはリビングで行うなどで、消失します。

理論解説

　夜驚症は、ノンレム睡眠中に覚醒してしまうことが原因です。睡眠と覚醒の切り替えが発達途中であるために起こると考えられています。小児で15％ほどに見られて、男の子に多いです。長くても10分程度で治まり、その後はすんなり寝つきます。発達にともなって消失します。

TIPS

96

子供が眠る前に大泣きするなら夜の光を避ける

いつも眠る前に子供がぐずります

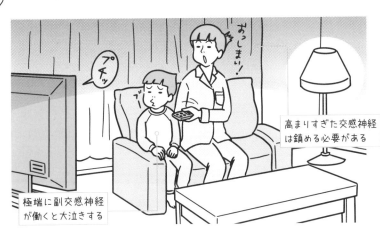

高まりすぎた交感神経は鎮める必要がある

極端に副交感神経が働くと大泣きする

第6章　「夜勤や育児などによる不規則な生活」を解決する　時間調整アイデア

ADVICE

自律神経のバランスをとっている！

　眠る前に子供がぐずぐずして結局大泣きする、ということがあったら、刺激が多すぎるのかもしれません。大泣きをするのは、副交感神経の活動によって交感神経活動を鎮める反応です。大泣きをしたらケロッと眠ることも多いと思います。夜はリビングを暗くしたり、画面を見ない時間を共有したりして、極端に反応する必要がないように、自律神経をソフトに移行させましょう。

理論解説

　すんなり寝つくには、交感神経活動が低下する必要があります。照明が明るい、画面を見ているなど、交感神経が夜遅くまで働きすぎると、バランスをとるために副交感神経が過剰に働きます。すると、大泣きをする、トイレが頻回になる、吐くなどの反応が出ます。

体から心を整える

睡眠の乱れが不安を招く！

　睡眠が乱れると、心拍などの生理反応と心理反応を結ぶ役割を担う大脳の島皮質の働きが低下します。すると、実際に体には変化が起こっていないのに、心理的な不安がつくられます。島皮質は、相手の痛みでも反応するので、他人のことで心を痛める反応も過剰になり、常に不安材料を探す思考になります。睡眠で体の生理的な仕組みを整えて、心を安定させましょう。

生理反応と心理反応を結ぶ島皮質

　脳画像の研究で島皮質は、「今、悲しいですか」と「今、心拍が速いですか」という問いの両方で活動することから、心理反応と生理反応を結ぶ役割をしていると考えられています。また、親しい人が痛みを感じたり傷ついたりする場面で活動し、人の痛みを自分のことのように感じます。

　島皮質は、自律神経の腹側迷走神経系を介して体の調整をし、腹側迷走神経系は、交感神経系を抑制しています。相手に共感すること、親密な時間を過ごすこと、同じ目標に向かって頑張ることなど、社会的なつながりを感じられているときに島皮質が心と体をつないで、危機に反応する交感神経系を抑制し、最適な覚醒レベルと代謝状態をつくり出します。

　睡眠が乱れて島皮質の働きが低下すると、腹側迷走神経系の抑制が外れて、交感神経系の活動が前面に出てきます。こうなると、人の話にイラっとしたり、SNSの投稿に過剰に反応したりするようになります。睡眠の乱れが、日中の過度な興奮を引き起こし、寝つきと睡眠の質を悪くして、睡眠を乱すという悪循環です。心を整えることは難しいですが、睡眠を整えることは本書を使って誰でも実行できます。それが、心を整える最短ルートです。

第7章

「場所が変わると眠れない・起きられない」を解決する 環境づくりアイデア

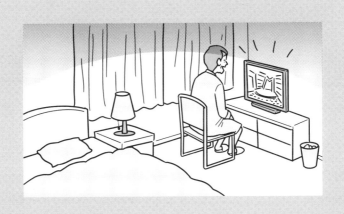

TIPS

97 ビジネスホテルの部屋を暗くする

出張先では緊張しているのかなかなか眠れません

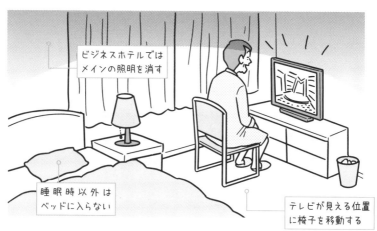

ビジネスホテルではメインの照明を消す

睡眠時以外はベッドに入らない

テレビが見える位置に椅子を移動する

ADVICE
環境が変わっても要素を変えない！

出張の移動中は、午前中は眠ったとしても夕方から夜の移動は眠らないようにしましょう。ホテルの部屋に入ったら、まず部屋のメインの照明を消しましょう。テレビを見るならばテレビが見える位置に椅子を移動して、ベッドの上から見ない環境をつくりましょう。連泊ならば、朝食前にいったんホテルの外に出て、強い光を脳に届ければ、翌日の夜も眠くなります。

理論解説

環境が変わるときは、その環境を要素別に分解して、同じ要素を満たせば睡眠への影響は少なくできます。朝の光と夜の暗さ、夕方の最高体温、ベッド＝睡眠という記憶、という要素を満たし、「枕が変わると眠れない」という心理的な思い込みを払拭しましょう。

98

人工的に朝をつくる

梅雨の時期には朝から憂うつでよく眠れません

太陽光を浴びないなら、代わりの光を用意する

近年では1万5,000ルクスほどの照明器具も販売されている

デスクライトの光に30cmほど近づくだけでもOK

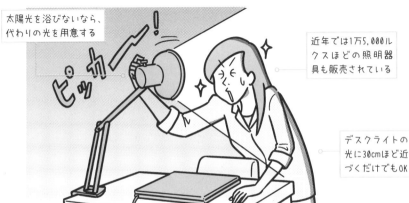

ADVICE

朝にしたい時間に太陽光を用意する！

ジェットラグ対策などで、2万ルクスの人工光を浴びる高照度光療法が用いられています。最近では、LED照明で光照射機器が小型化され、1万5,000ルクス程度の光が照射できる商品が流通しています。専用の機器を使わない場合は、目覚めた直後に、デスクライトの光に30cm程度まで近づき、直接見ずに数分過ごすと、自覚的に頭をスッキリさせることができます。

理論解説

OPN4遺伝子タイプの人は、光に対する感受性が高いため、朝の光が得られない環境や季節・天候では、メラトニンリズムが後ろにずれやすくなります。逆に、人工的に朝の光や夜の暗さをつくると、季節や環境にかかわらず、任意の生体リズムで過ごすことができます。

バスタオルで 枕の不具合を解決

99

> 朝、首や肩が痛く、枕が合っていないようです

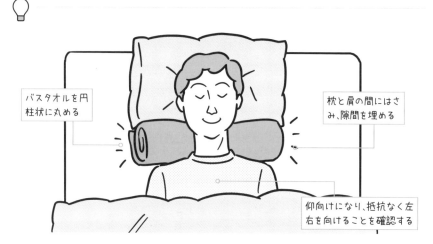

バスタオルを円柱状に丸める

枕と肩の間にはさみ、隙間を埋める

仰向けになり、抵抗なく左右を向けることを確認する

ADVICE

面で支えて筋肉を弛緩させる！

　バスタオルをくるくる円柱状に丸めて、枕の手前側に置き、仰向けになってみましょう。枕と肩の隙間が埋まっていれば大丈夫です。あごが上がったり下がったりしすぎない高さに、タオルの巻きを強弱して厚みや固さを調節しましょう。顔を左右に向けて、抵抗なく動ける高さが目安です。肌触りのよい素材のタオルを選ぶなど、心地よい態勢をつくってみましょう。

理論解説

　筋肉は、体を支えている面積が大きいほど、緊張が緩みます。頭から肩までの隙間を埋めて、支えている面積を増やすと、首や肩の筋肉の緊張が緩和します。また、1日に20回は行う寝返りを阻害しないように、動きを制限しない高さで支えることが重要です。

TIPS

100 アロマオイルを 枕元に1滴たらす

仕事で疲れすぎて就寝しても眠る気になれません

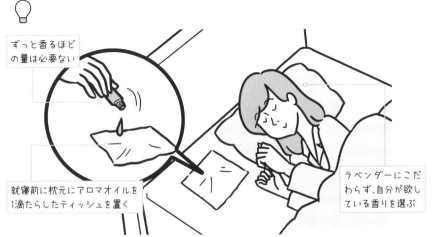

ずっと香るほど の量は必要ない

就寝前に枕元にアロマオイルを 1滴たらしたティッシュを置く

ラベンダーにこだ わらず、自分が欲し ている香りを選ぶ

第7章 「場所が変わると眠れない・起きられない」を解決する 環境づくりアイデア

ADVICE

「ベッド = 睡眠」の記憶を 補強する！

　眠る前に、ティッシュに1滴アロマオイルをたらし、枕元に置いてみましょう。寝室や就寝する際にふわっと香れば、嗅覚はすぐに慣れるので、ずっと香りを感じる必要はありません。心地よく入眠できたときの記憶が香りとともに保存されます。香りは、特にこだわらず、自分が好きなものを選び、アロマオイルは、成分が記載されているものを選びましょう。

理論解説

　香りを感知する嗅球の細胞は、年齢を問わず増えて、増えるだけ香りの判別や、作用を自覚することができます。香りは、場所と行為の記憶にタグをつける役割を持ち、香りによってタグづけされた記憶は強固になり、再び同じ場所で同じ行為をするための準備に使われます。

177

TIPS

101 マットレスは運動習慣で選ぶ

どのマットレスを選べばよいでしょうか……

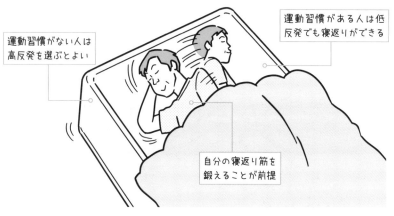

運動習慣がない人は高反発を選ぶとよい

運動習慣がある人は低反発でも寝返りができる

自分の寝返り筋を鍛えることが前提

ADVICE

マットレスはあくまでもサポートのみ！

　マットレスは、大きく低反発か高反発かの選択肢があります。使い始めにすぐ馴染むのは低反発です。横になった瞬間に、体全体を支えられることが感じられます。高反発は、マットレスが自分の動きをはね返すので、体が睡眠中の動き方を覚えるのにしばらく期間がかかります。運動習慣がない人は、高反発を選択した方が、寝返りがサポートされます。

理論解説

　1日20回は行う寝返りには、体を持ち上げる筋肉が必要です。筋肉量が少ない女性や高齢の方が、低反発マットレスを選ぶと、体が沈み込んで寝返りを阻害されることがあります。高反発マットレスならば寝返りは妨げませんが、自分の筋肉を鍛えることを前提にしましょう。

TIPS

102

吸湿速乾素材の パジャマを選ぶ

どんなパジャマを選べばよいでしょうか……

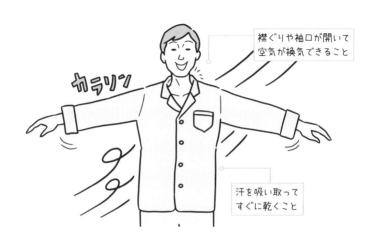

襟ぐりや袖口が開いて 空気が換気できること

カラリン

汗を吸い取って すぐに乾くこと

ADVICE

放熱能力でパジャマを選ぶ！

　パジャマは、襟ぐりや袖口が開いて、換気がしやすい形状を選びましょう。汗を素早く吸い取り、乾きやすい素材が、睡眠中の放熱に適しています。寒い季節でも、発熱する素材は避けましょう。男性は、パジャマを着ない方がよく眠れるという人もいますが、吸湿力と速乾力が高いシーツや枕カバーを選びましょう。寝返りを妨げずに、動きやすいことも重要です。

 理論解説

　睡眠が深くなるタイミングに合わせて、汗の量は増えます。この汗は、体の放熱をうながし、深部体温を下げることで、細胞活動を緩やかにしてエネルギー消費を抑える役割があります。汗が蒸発するときに生じる気化熱で放熱するので、汗が乾きやすい形状と素材が適しています。

第7章　「場所が変わると眠れない・起きられない」を解決する　環境づくりアイデア

179

浮気と睡眠の意外な関係

睡眠不足は相手選びにエラーを起こす

　浮気や不倫の相談を受けることもありますが、**実は、睡眠不足では、相手を選ぶうえで必要な記憶力が低下すると考えられています。**

　人間に遺伝子構造がよく似たショウジョウバエは、オスがメスに求愛し、既婚（既交尾）であることを知る（抑制シグナルを受ける）と求愛をやめます。これを7時間かけて学習します。時計遺伝子のper（ピリオド）遺伝子の発現を増やすと記憶力が高まり5時間で学習できます。睡眠を整えたら記憶が高まったということです。反対に、睡眠不足の状態になると既婚状態の相手に拒否されても求愛してしまうという行動が観察されました。人間は、1週間の睡眠不足で数百の遺伝子に影響が出るので、睡眠が整うことは、パートナー選びにも重要だといえそうです。

絶食を利用して記憶力を上げる

　TIPS10で**睡眠を整えるには絶食が役に立つというお話をしましたが、この絶食も記憶力に関係しています。**

　空腹時に分泌される食欲刺激ホルモンのグレリンを脳内に注射すると、記憶力が向上するという研究があります。空腹によって、CRTCというたんぱく質が活性化して長期記憶がつくられると考えられていて、CRTCは、満腹になるとリン酸化して機能しなくなり、空腹になるとリン酸化が解かれて機能するようになります。動物にとって空腹時は、自分の縄張りから出るリスクを冒してでも食べ物を求めて移動しなければならない場面です。道に迷わず、食べ物を得る方法を逃さないために記憶力が高まる仕組みになっているのではないかと考えられています。だらだら食べ続けていると空腹を感じないだけでなく、記憶力も低下します。絶食をうまく利用すれば、昼の仕事の生産性も、夜の睡眠の質も向上します。

第 8 章

「パフォーマンスが下がる」を
解決する 快眠アイデア

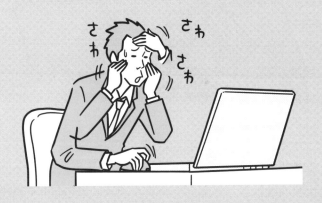

103 寝不足で顔を触ると風邪をひく

よく風邪をひいてしまいます……

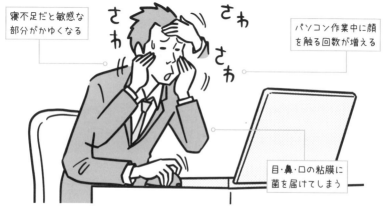

寝不足だと敏感な部分がかゆくなる

パソコン作業中に顔を触る回数が増える

目・鼻・口の粘膜に菌を届けてしまう

ADVICE

寝不足のときは特に顔を触らない！

　パソコン作業中には、自分の目・鼻・口を触る回数が増え、自らの粘膜に菌を届けてしまいます。睡眠が足りないと、パソコン画面の閲覧や会話などの覚醒する場面で、脳を覚醒させるヒスタミンが過剰に分泌され、敏感な部分がかゆくなります。これが顔を触る理由です。顔を触る癖がある人は、それに気づいて、寝不足のときは特に顔を触らないようにしましょう。

理論解説

　パソコン作業中には、自分の顔を触る回数が増え、5分ごとに1〜3回にも及ぶことが調査されています。1日に換算すると、200〜600回です。画面を見ることで、脳が過剰に覚醒してヒスタミンが増えることが要因です。寝不足だと、さらにヒスタミンの分泌が高まります。

場所　食事　入浴法　光　運動　**睡眠計画**　心身の管理

104

睡眠時間も
勉強に活用する

プレゼンの暗記で睡眠時間を削るしかありません

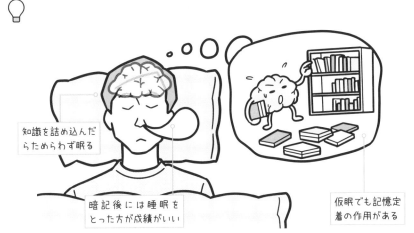

知識を詰め込んだ
らためらわず眠る

暗記後には睡眠を
とった方が成績がいい

仮眠でも記憶定
着の作用がある

第8章　「パフォーマンスが下がる」を解決する　快眠アイデア

ADVICE

睡眠も暗記の一部に位置付ける！

　暗記学習の後、睡眠をとらない群と眠っ
た群では、眠った群の方がその後のテスト
の成績がよいことが研究で明らかになって
います。集中して知識を学習したら、その
後はためらわず睡眠をとりましょう。昼の
仮眠でも、脳の中では記憶の再編成が行わ
れて記憶が定着します。勉強時間の長さだ
けを成果だと考えず、睡眠中の脳の活動も
フル活用しましょう。

 理論解説

　学習後に睡眠をとると、
脳は学習した内容を要素別
に分解し、既存の記憶と関
連づけて保存します。再び
思い出すときには、要素別
に保存された記憶を再集結
させます。これで応用能力
が高まるので、丸暗記より、
睡眠中の記憶を再構成する
過程を経た方が、成績が上
がると考えられています。

105 香りと学習を
セットにする

夜中まで資格試験の勉強をしたのに頭に入りません

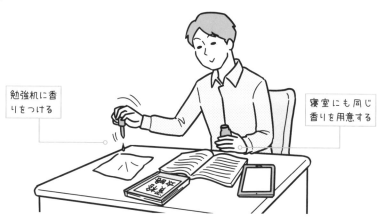

勉強机に香りをつける

寝室にも同じ香りを用意する

ADVICE
香りで学習細胞を残す！

　好きなアロマオイルを用意し、ティッシュに1滴たらして、勉強机に置きましょう。そこで学習したら、寝室にも同じ香りをつけましょう。ローズの香りをかいで学習し、睡眠中にも同じ香りをかいだ群は、そうでない群に比べて、記憶テストの成績が向上した実験結果があります。香りをつけたティッシュを持参し、試験会場でも同じ条件をつくるのもよいでしょう。

> **理論解説**
>
> 　脳は、稼働効率を図るため、睡眠中に、積極的に細胞を排除します。細胞が消滅するプログラムが発動され、これはアポトーシスと呼ばれます。学習中に香りをかいで、その後睡眠をとると、香りでタグづけされた細胞はアポトーシスを逃れるため、香りは、細胞の選別に関与しています。

入浴から就寝までの 1時間に勉強する

短時間で効率よく資格試験の勉強をしたいです

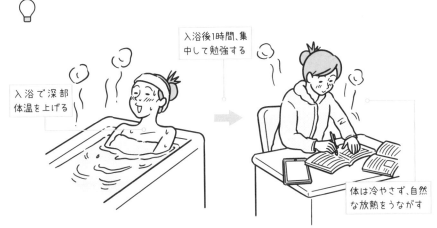

入浴で深部体温を上げる

入浴後1時間、集中して勉強する

体は冷やさず、自然な放熱をうながす

第 8 章　「パフォーマンスが下がる」を解決する 快眠アイデア

ADVICE

暗記学習は入眠 1 時間前が最適！

効率よく勉強するために、睡眠中の記憶定着作業を利用しましょう。記憶の定着は、深い睡眠である徐波睡眠で行われます。徐波睡眠をつくるためには、深部体温が急激に下がる必要があるので、まずは入浴で深部体温を上げましょう。入浴後、体は冷やさないようにして、放熱によって深部体温が急激に下がる 1 時間後までを、集中して勉強してみましょう。

 理論解説

徐波睡眠では、記憶をリプレーして定着させていると考えられています。記憶定着の作業は、入眠直前の記憶からリプレーしていきます。入眠直前の記憶は、他の記憶が混ざらず鮮明です。入浴を使って徐波睡眠をつくり、入眠までの 1 時間に暗記系の学習をしてみましょう。

107 パソコン画面を見て集中力をチェックする

作業中に気が散りやすいです……

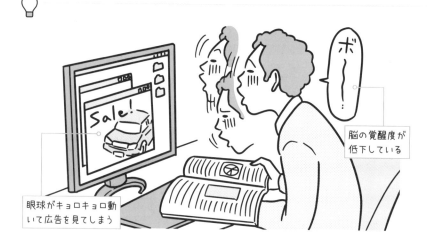

ボー！

脳の覚醒度が低下している

眼球がキョロキョロ動いて広告を見てしまう

ADVICE

気が散り出したら脳は眠り始めている！

作業中に、無関係の書類やパソコン画面上の広告が目についたら、マイクロサッケードが起こっています。これは、脳の覚醒が低下してきたサインです。ただ、この時点では眠気は感じず、「気が散る」程度の感覚です。実際に眠気が出てきてからの対処だと、速やかに集中した状態に戻れません。マイクロサッケードを発見した段階で、計画仮眠をとりましょう。

理論解説

私たちが何かを見たとき、眼球はその輪郭を素早くなぞるようにキョロキョロと動いています。この急速眼球運動は、サッケードと呼ばれます。サッケードは、視覚情報をとらえるために重要ですが、覚醒度が下がると余分な動きが生まれ、これは睡眠の初期段階だと考えられています。

108

やせるために 朝は窓際に行く

そんなに食べていないのに最近太ってきました

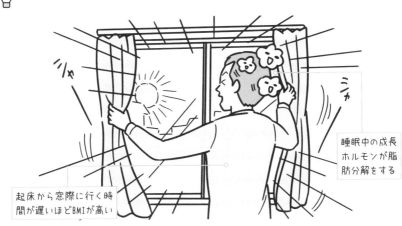

起床から窓際に行く時間が遅いほどBMIが高い

睡眠中の成長ホルモンが脂肪分解をする

ADVICE

朝の光は体重管理にも大事！

外出しなくても、睡眠にトラブルがなければ問題ないと感じるかもしれません。ただ、朝、窓際に行くタイミングが遅いほど、肥満度を示すBMIが高い、という調査があります。睡眠中に分泌される成長ホルモンは、脂肪を分解する役割があるなど、眠ることは適正体重を保つために必要な行為と位置付けてみましょう。起床後の窓際への移動もダイエットの一環です。

理論解説

メラトニンリズムが遅れると、睡眠 - 覚醒リズムが同調して遅れます。深部体温リズムはすぐに遅れることはなく、このギャップが内的脱同調として体調不良を招きます。そのままメラトニンリズムが遅れ続けると、3週間程度で深部体温リズムも遅れ出し、睡眠の質も低下していきます。

TIPS

109

就寝30分前から スマホ画面をOFFにする

スマホは睡眠によくないですが、どうしたら……？

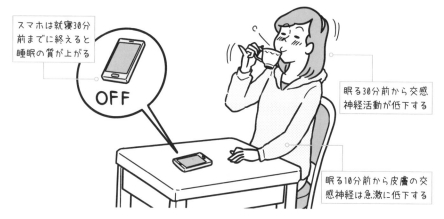

スマホは就寝30分前までに終えると睡眠の質が上がる

OFF

眠る30分前から交感神経活動が低下する

眠る10分前から皮膚の交感神経は急激に低下する

ADVICE

体のリズムに合わせて行動する！

「スマホは就寝30分前まで」とよくいわれます。睡眠の質を上げるには、脳と体のリズムを邪魔せずうながすことが重要です。脳と体は、就寝30分前から睡眠の準備を始めます。最初の睡眠の質が最もよいので、このタイミングで、画面を見ることをやめれば、良質な睡眠を確保することができます。体のリズムに逆らわない方が、ラクにパフォーマンスを上げられます。

理論解説

　睡眠はその深さで4段階に分かれます。自覚的に眠っていると感じるのが睡眠段階2です。その睡眠段階2の10分前から、皮膚の交感神経活動は急激に低下します。さらにその20分前から交感神経活動が低下します。これは覚醒から睡眠へスムーズに移行するための仕組みです。

運動

110 ウォーキングより筋トレで睡眠の質が上がる

1日1万歩歩いているのに眠れません……

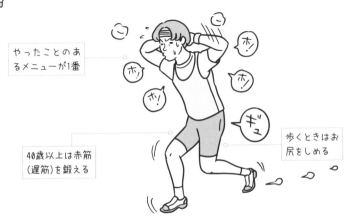

やったことのあるメニューが1番

40歳以上は赤筋（遅筋）を鍛える

歩くときはお尻をしめる

ADVICE

筋トレで睡眠の質を上げる！

「疲れたら眠れる」という考えがあると、眠れないときにやみくもに歩いて体を疲れさせようとしてしまいがちです。それでは睡眠が改善しないことがあります。「疲れる」がどんな状態なのかを科学的に再定義しておきましょう。熱を産生する器官である筋肉が増えるほど、深部体温リズムの高低差がつきます。「筋トレで眠れる」ならばやるべきことは明確です。

 理論解説

睡眠と運動の関係を調べる研究は、有酸素運動を対象にしたものが主流でしたが、最近は、筋力トレーニングとその関係が調べられるようになってきました。それらの研究では、筋トレによって、睡眠の量は変わらなくても質が改善することが明らかになっています。

赤筋を増やしてぐっすり眠る！

　最適な筋トレメニューは、過去やったことがあるものです。その理由は続きやすいから。週1日の激しい筋トレより、週4日の軽い筋トレの方が、睡眠改善に役立ちます。

　エネルギーの産生方法は、年齢によって変化します。若いときは、糖分を燃やして瞬発力をつくる解糖系がメインですが、40歳以降は、筋肉に含まれるミトコンドリアで持続力をつくる系統がメインになります。そのため、40歳以降はミトコンドリアが多い、体を支える赤筋（遅筋）を増やすことが重要なので、赤筋（遅筋）が使われるメニューを選びましょう。ヨガやピラティス、スクワットなど、体の軸をつくる運動で赤筋は増えます。普段歩くときも、お尻をしめてみましょう。

3メッツの運動で脳に栄養を補給する

　運動は、睡眠のリズムだけでなく、脳にとってもよいことがたくさんあります。神経の栄養になる脳由来神経栄養因子（BDNF）は、運動によって増えることが明らかになっています。

　その運動とは、**低強度（3メッツ）の運動を週3回30分**です。メッツとは、運動の強さを示す単位です。3メッツとは、歩いたり、軽い筋トレをしたり、立って掃除機をかけたりする程度の運動量です。この程度の運動を生活の中に組み込むことで、脳への栄養は増やすことができます。本書でご紹介しているように、夕方の時間帯に軽く筋トレをする習慣がつくられれば、それが認知症やうつ病の予防にもつながります。

3メッツ

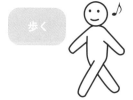
歩く

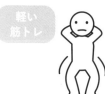
軽い筋トレ

掃除機がけ

日記は朝つける

> 夜に日記を書いていると気分が落ち込みます……

夜

- 体重が2kg増えた
- ジムに通いたい
- 1人の時間が…

夜の日記は箇条書き程度にする

夜は思考が焦点化できずネガティブな連想が起こる

朝

11時に佐藤さんに電話する。
その後・・・・・

朝に頭に浮かんだことを書くと考えがまとまる

ADVICE

朝には大切な記憶だけが残る！

　夜は、ネガティブな連想が起こりやすいので、日記を書くと落ち込みやすいです。考えを外部記憶化することはぐるぐる思考を止めるのに役立つので、夜の日記は箇条書き程度にとどめましょう。逆に、朝起きた後、頭に浮かんだことを文章化してみましょう。夜間睡眠中、脳は、不要な記憶を消去する作業をしているので、朝の記憶は、脳が重要だと判定した記憶です。

理論解説

　連続覚醒時間が長くなると、神経活動の抑制が困難になり、考えを焦点化することができなくなります。すると、連想が起こります。ネガティブな思考は、心拍が速まるなど生理反応がともないやすく、その生理反応に結び付いてさらにネガティブな思考が続くと、ぐるぐる悩み続けます。

191

112 行動は自分で決める

新しいことをやり始めても続きません……

寝る前はホットミルクがいいよ

人からいわれたことは失敗するとやる気がなくなる

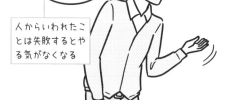

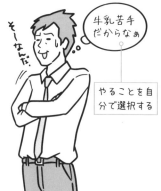

牛乳苦手だからなぁ

やることを自分で選択する

ADVICE
自分で決めた行動は失敗しない！

　新しい習慣をつくるときは、どの行動を選ぶかは自分で決めてみましょう。自分で決めたことは、たとえうまくいかなくてもやる気が失われません。ネットの情報や権威者の書物、医師の指示など、他人からの情報は、そのまま従うのではなく、興味や知識の補足ととらえて、自分の行動は自分で選びましょう。すると、うまくいかないときには工夫をする思考ができます。

理論解説

　やる気には、内側前頭前野が関係しています。他人からの指示や報酬でやる気になる外発的動機づけだと、失敗したときに内側前頭前野の活動が低下し、やる気を失います。それに対して、自分で行動を決めた内発的動機づけの場合は、失敗しても内側前頭前野は低下しません。

113 夜の間食は 皿に盛りつける

医師から無呼吸だからダイエットをすすめられました

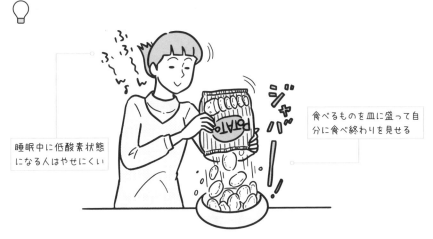

睡眠中に低酸素状態 になる人はやせにくい

食べるものを皿に盛って自 分に食べ終わりを見せる

ADVICE
夜の間食はホルモンのせい！

　いびきや無呼吸がある人ほど、やせにくい理由があります。睡眠中に酸素が少なくなることで、日中や夜に満腹を感じにくくなってしまうのです。だらだら食べ続けてしまうのは、自分の意思の問題ではなく、ホルモンの作用です。間食を減らすために、お菓子を袋から食べず、皿にきれいに盛りつけましょう。脳に食べ終わりを見せると、行動を区切ることができます。

理論解説

　仰向けに眠ると、重力で舌の筋肉が引き下げられます。筋肉の塊でのどがふさがれて、無理やり空気を通すときにいびきが起こります。呼吸が阻害されて低酸素状態になると、脳を覚醒させるオレキシンが増えます。オレキシンは、満腹ホルモンレプチンを減らすので、食べてしまいます。

114 腸内環境を整えて 睡眠の質を上げる

便秘がひどいですが睡眠と関係がありますか？

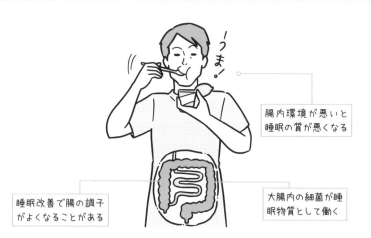

腸内環境が悪いと睡眠の質が悪くなる

睡眠改善で腸の調子がよくなることがある

大腸内の細菌が睡眠物質として働く

ADVICE

睡眠改善で腸内環境も改善！

　睡眠が改善してくると、腸の調子がよくなったといわれることがあります。腸の働きも睡眠に深い関係があります。食事も睡眠も、毎日必ず行うことなので、どちらから改善に取り組んでも両方改善していきます。興味を持ったこと、継続しやすいことから始めてみましょう。睡眠改善で腸内環境が変わり、良好な腸内環境で睡眠の力が高まる好循環をつくりましょう。

理論解説

　消化管活動の収縮は、睡眠のサイクルと同様、約90分のサイクルで出現します。大腸内細菌に由来するムラミルペプチド類は、免疫系インターロイキン1βを介して睡眠物質として作用します。腸内のリズムが整っていると、夜、良質な睡眠が訪れる仕組みになっています。

場所　食事　入浴法　光　寝具　睡眠計測　心身の管理

日中、笑顔を心がける

眠れるようになったら顔が明るくなったのはなぜ？

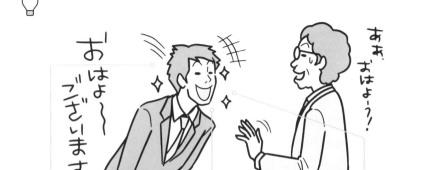

おはよ〜〜ございます！

あぁ、おはよ〜！

表情が明るくなると交感神経が鎮まりやすい

顔の筋肉が使われると左右対称の顔になる

睡眠中に顔の動きがリプレーされる

ADVICE

顔が変わると心も変わる！

　よく眠って心地よい体験ができると、迷走神経によって全身からその感覚が集められ、表情をつかさどる顔面神経や動眼神経などにより、明るい表情になります。その表情で人と交流できると、迷走神経によって、交感神経活動が抑制され、睡眠の質が向上します。顔のパーツの位置は、筋肉の強さで決まるので、明るい表情で顔の筋肉がよく動くと、左右対称の表情になります。

 理論解説

　脳神経の1つである迷走神経の一部は、社会的な交流によって交感神経活動を鎮める働きをしています。笑顔になると、人との交流→自律神経の安定→睡眠の質の向上→表情がよくなる、という流れがつくれます。印象研究では、左右対称にプラスして1か所個性がある顔が最も好印象だと知られています。

笑顔と心の関係をあらわす実験

　鉛筆を口にはさんで「笑顔の形」をつくるだけで、読んでいる漫画を面白いと評価するという有名な実験があります。この実験では、一方のグループは前歯でペンを噛んで笑顔の表情にし、もう一方のグループは上下の唇でペンをくわえて笑顔を抑制した表情にしたまま、漫画を読んでもらってその漫画を評価させています。つまり、参加者に笑顔をつくっているつもりがなくても笑顔の効果があらわれるかを調べています。結果は、鉛筆をくわえて笑顔になっているグループが漫画を面白いと評価しました。

　リモートワークの実施やマスクの着用で普段より表情が読みづらくなった分、オーバーな笑顔にした方がコミュニケーションがとりやすいということが最近注目されています。コミュニケーションがとりにくい環境だからこそ、積極的に笑顔をつくると、出来事を前向きに受け取る脳がつくられます。

理論解説

　笑顔で人と接するとき、自律神経では、腹側迷走神経系が働いて交感神経系を抑制しています。ここで、自律神経活動を構成する3階層について知っておきましょう。下の図のように、上に位置する神経系の活動が、下の神経系の活動に蓋をするような感じで、下の神経系の活動が前面に出ないように抑制しています。ところが、上の神経系の活動が低下すると、抑制をしていた蓋が外れて、下の神経系の活動が前面に出ます。上の神経系の活動が高まれば、下の神経系の活動はまた蓋をされます。このような関係で、私たちの日々の体調がつくられています。

3つの神経系の抑制関係

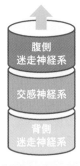

落ち着いた気分で眠れ
表情もにこやか

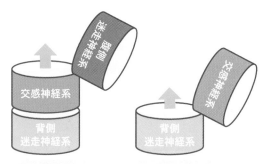

眠気を感じにくく、
朝はだるい

とても疲れていて
眠りやすい

場所　食事　入浴法　光　運動　睡眠計画　心身の効率

116

食事時間を固定して
時差ぼけを予防する

時差ぼけを少なくする方法はありますか？

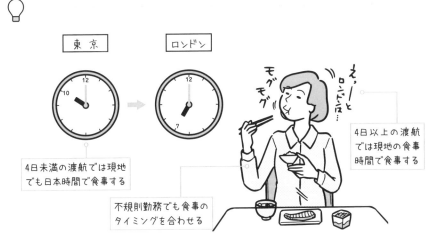

| 東　京 | ロンドン |

4日未満の渡航では現地
でも日本時間で食事する

4日以上の渡航
では現地の食事
時間で食事する

不規則勤務でも食事の
タイミングを合わせる

第8章　「パフォーマンスが下がる」を解決する　快眠アイデア

ADVICE

決まった時間に食事する！

　時差ぼけや不規則勤務対策では、渡航前から、現地の食事時間に合わせて食事をするアンカーミールが用いられています。4日以上の渡航の場合は、現地時間に、4日未満の渡航の場合は、帰国後の時差を少なくするために現地に行っても日本時間に合わせるのが目安です。1日のうち最も合わせやすいタイミングを見つけて、その食事を最も多く食べるようにします。

理論解説

　TIPS10のように、朝食が最も強く生体リズムに影響を与えますが、他の食事のタイミングも、光とは独立して生体リズムをつくっています。同じ時間に食事をして生体リズムを固定することをアンカーミールといいます。食べる回数を減らすとさらにタイミングは合わせやすくなります。

117

GI値の高い夕飯で
夜中のつまみ食いを断つ

無意識に夜中に起きて食べているみたいです

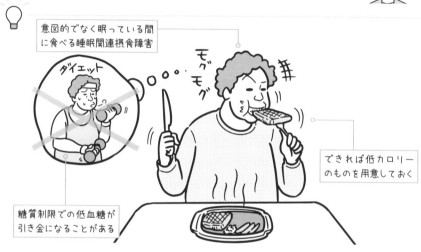

意図的でなく眠っている間に食べる睡眠関連摂食障害

ダイエット

モグモグ

できれば低カロリーのものを用意しておく

糖質制限での低血糖が引き金になることがある

ADVICE

ダイエットで夜中に食べてしまう！

　無自覚に夜中に夕食の残りやお菓子を食べて、翌朝びっくりする。これは、睡眠関連摂食障害と呼ばれます。ダイエット中の人で見られることが多いです。それは、低血糖が要因だからです。TIPS11 でご紹介した朝に GI 値の高い食品を食べる方法でなくなることはありますが、夜更かしやアルコールの飲みすぎで再び出現することがあります。

理論解説

　睡眠関連摂食障害にはお腹がすいた感じやのどの渇きなど食欲のきっかけになるような感覚はなく、空腹で目が覚めたから食べるという感覚とはまったく違います。食べ物に関連した夢を見て、それが食べる行動につながることもあります。高カロ

リーな食べ物を選ぶことが多いです。本人は知らない間に体重が増えてしまったということを気にして、日中の食事の減量や体重を減らすために過度に運動をすることもあります。

　夜中に食べていることを覚えている場合は、夜間摂食症候群と呼ばれます。衝動が抑えられないように食べるのですが、その間はスッキリと目覚めています。夕食から眠るまでの間に過剰に食べることもあります。

　これら、睡眠関連摂食障害と夜間摂食症候群によく似た現象が起こることがあります。それは、低血糖による夜間の摂食行動です。実は、糖質制限のダイエット中に夜中に食べる現象が起こることがあるのです。糖質を制限している場合、日中はブドウ糖が減り、食欲を刺激するホルモンであるグレリンも減ります。夜更かし後の就寝前にグレリンが増えるようになるのですが、日中のグレリンの少なさの反動で、眠り始めのタイミングでグレリンが過剰に増えて食べる行動につながっているのではないかと考えられています。この解決策として、朝食に GI 値の高い食事をとってもらうことがあります。GI 値の高い食品は、生体リズムを大きく動かすため、朝食に摂取すると、朝型のリズムになりやすいです。食事も生体リズムをつくる因子なので、食べることと眠ることを別に考えずに、連携して生体リズムを整えていくと、夜中に食べる行動が減っていくことがあります。

＼ もっとしりたい ／
カロリーの低い食べ物を用意しておく

　夜中に食べる行動が見られたら、無理にやめようとせずに、まずは食べるものを決められるかを試してみてください。夜中にパンやチョコレートを食べることが多いのですが、**ダイエット食品やこんにゃくゼリーのようなカロリーが低く、ある程度食べた感じが得られるものをあらかじめ用意しておきましょう。**

　食べるときに意識があるならば、これらの用意した食品を食べるようにすると、衝動的に食べていたときに比べて、制御できないと思っていた自分の行動をコントロールしているような感覚が得られます。

　行動が少し変えられたら、食べることの何を欲しているのかを自己分析してみましょう。歯ごたえなのか、飲み込むことなのか、甘いものなのか、何を食べたときにすんなり再び眠れたのかを振り返り、その要素がわかったら、その要素を満たす食品を用意するようにしてみましょう。このように、食べることを容認しつつ、形を変えていくと、最終的に夜中に水を飲むだけで再入眠できるようになることもあります。

TIPS

118

流れるように仕事が進む
フロー体験をつくる

午後はぼんやりして仕事がはかどりません……

仕事やることリスト

- ☑ メールを返す
- ☑ 14時までに会議資料作成
- ☐ 16時までに売上分析を行う

当たり前にできる範囲で最も難しい課題を設定する

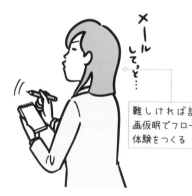

メールして？と…

難しければ計画仮眠でフロー体験をつくる

ADVICE

高い集中力を演出する！

時間を忘れて作業に没頭する状態は、心理学者チクセントミハイによってフロー体験と名付けられています。フロー体験は、課題の難易度と自分の能力がつり合ったときにあらわれます。課題の難易度が高いと「不安」を感じて先延ばしにし、難易度が低いと「退屈」で集中できません。課題設定が重要ですが、最も簡単にフロー体験をつくることができるのが、計画仮眠です。

理論解説

フロー体験中は、脳内の視覚野や聴覚野の活動は著しく低下し、無駄な刺激や雑音が入りません。フロー体験中は、体が勝手に動き、時間があっという間に感じられます。このフロー体験は、TIPS3で紹介した自己覚醒法を使った仮眠の後で生じやすいことが明らかになっています。

119 スポーツの後は睡眠時間の後半を大切にする

3時間眠れば十分なんでしょうか……

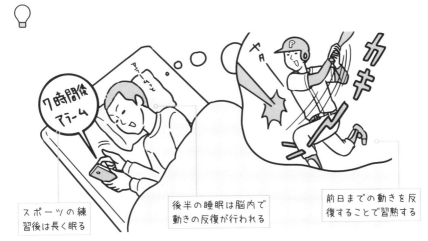

スポーツの練習後は長く眠る

後半の睡眠は脳内で動きの反復が行われる

前日までの動きを反復することで習熟する

ADVICE

練習した夜は長く眠る！

前半に深い睡眠が集中するなら、後半の睡眠は削っても問題ないと思うかもしれません。後半の睡眠には、私たちが日々行動する動作を反復して、その誤差を修正し習熟させる役割があります。スポーツでは、練習中の体の使い方にだけ意識が向きますが、その夜の睡眠を経てその動きは自分のものになります。練習をした日ほど、睡眠時間を延ばすと練習効率が上がります。

 理論解説

動作の記憶は手続き記憶と呼ばれます。睡眠と手続き記憶の関係を調べた実験があります。パソコンのタイピング課題を行い、その後3時間眠った群と7時間眠った群では、後者の方が再テストの成績が向上しました。睡眠の後半にレム睡眠が、動作の習熟を担うと考えられています。

TIPS

120 首の痛みは前鋸筋の筋トレで解決

朝起きると首が痛いので枕を変えるべきでしょうか

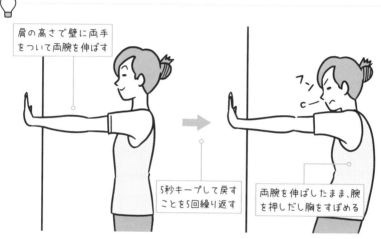

肩の高さで壁に両手をついて両腕を伸ばす

5秒キープして戻すことを5回繰り返す

両腕を伸ばしたまま、腕を押しだし胸をすぼめる

ADVICE

前鋸筋で首の負担を減らす！

　枕は補助アイテムです。痛みの解決は、自前の筋肉を鍛えることが前提です。首が痛い人は、肩甲骨の内側が浮き出ていることがあります。肩甲骨を支える前鋸筋が弱いので、筋トレをしましょう。肩の高さに両手を上げて壁につきます。両腕を伸ばしたまま頭を動かさず、壁を押します。胸がすぼみ背中が丸くなります。5秒キープして戻すのを5回繰り返しましょう。

理論解説

　肩の関節は、懸垂関節と呼ばれ、肩甲骨周辺の筋肉で腕の重みをぶら下げる構造です。肩甲骨が肋骨に引きつけられていないと、腕の重みは首にかかるので首が痛くなります。肩甲骨を肋骨に引きつけるのが前鋸筋です。前鋸筋が弱まると、肩甲骨の背骨側が浮き出たようになります。

パソコン作業中のうつむき姿勢に要注意

　首を形成する頸椎は、横から見ると前方に少しカーブした湾曲を描く形になっています。この正常な前弯カーブが乱れると、首や背中、腰の筋肉に負担がかかり、痛みやこりが生じます。頸椎は全部で7つありますが、第1、第2で構成される上位頸椎と、第3から第7で構成される下位頸椎に分けられます。上位頸椎は、頭を動かす役割があります。

　座って真っすぐ前を見た姿勢から、パソコンやスマホを見るときに、首はどんな動きをしますか？ 画面をのぞき込むように首を前に突き出す姿勢をとっていたら、頸椎の前弯が乱れているので注意が必要です。そこで、パソコンやスマホを見るときの首の動きを再設定しましょう。

　座って真っすぐ前を向いた状態から、首を動かさずに、頭だけを下に向けて画面を見てみましょう。第1、第2頸椎は、頭の後ろの骨がくぼんだ辺りに位置します。あごよりもずっと高い位置、ちょうど両耳の穴くらいの位置です。この位置から頭は前に傾けられます。両耳を貫くように横に細い棒が走っていて、それを軸に頭が前後するようなイメージで頭を動かしてみましょう。こうすると、首の湾曲は変えずに画面を見ることができます。

　画面をのぞき込む姿勢をとっていると、昼間の勉強中に首に負担がかかるだけでなく、夜の睡眠にも影響があります。頸椎が後ろに曲がっていくと、気道が狭まって口が開きやすくなり、その結果、いびきや睡眠時無呼吸症候群のリスクが上がってしまいます。**普段から両耳の軸を意識して頭だけを動かすようにしていると、睡眠中の姿勢も変わっていきます。** 昼間の負担を減らし、夜の回復を妨げないように、両耳を軸に頭を動かしてみましょう。

理論解説

　首を前に突き出さず、姿勢を整えることは仕事の生産性を上げることにもつながります。冒頭の睡眠不足チェックでもお話ししたワーキングメモリが関係します。ワーキングメモリを担う背外側前頭前野（DLPFC）と前帯状回（ACC）は、上頭頂小葉という部位と密に連絡をとっています。上頭頂小葉という部位では、姿勢と作業の関係を扱っています。手をどのぐらい動かしたら作業がうまくできるか、ということについて、体から情報を集めて次の動作に反映しています。パソコンやスマホなどのデジタル媒体の作業では、どんな姿勢でも作業ができるので、姿勢を整

えることが作業の出来具合に関係する、という認識は少ないと思います。しかし、脳にとっては同じ作業です。**姿勢が崩れた状態でパソコン作業をしていると、上頭頂小葉からの情報が不足し、ACC は無駄な情報をマスキングできなくなります。**その結果、DLPFC が無駄な情報に注目してしまい、作業が滞るのです。崩れた姿勢では、目的以外の情報を見てしまったり、目の前のやるべき課題とは関係ないことをやり始めてしまいます。PC 作業のときには、両足を地面につけて、肛門をしっかり閉じて、真っすぐ前を向いた状態から頭だけを下げて画面を見る。これを儀式のように行うと、ワーキングメモリは働きやすく、仕事の生産性も上がります。

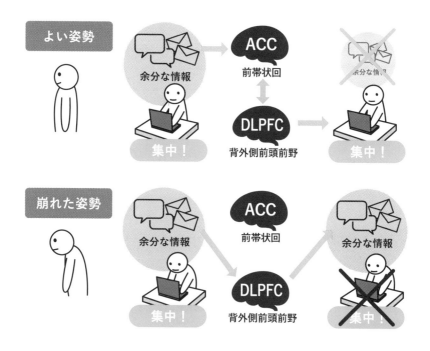

入眠の質を高め過度な
朝立ちの睡眠不足を防ぐ

121

朝立ちのせいで目覚めてしまいます……

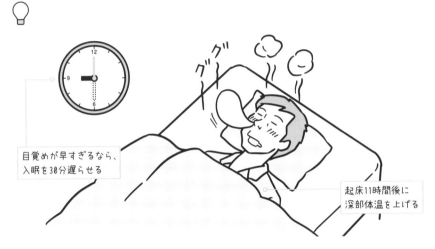

目覚めが早すぎるなら、
入眠を30分遅らせる

起床11時間後に
深部体温を上げる

ADVICE

生理現象のタイミングを変える！

　レム睡眠の始めで陰茎勃起が起こります。レム睡眠は、睡眠の後半で多く出現し、1時間程度継続することもあります。陰茎勃起が続くと朝目覚めてしまい、睡眠不足になることもあります。レム睡眠の割合が増えればこうした悩みが出てくるので、前半に深い睡眠をつくり、睡眠の形を整えます。起きるのが早すぎる場合は、就寝を遅らせて対策することもあります。

 理論解説

　陰茎勃起は、レム睡眠が始まるときに起こります。陰茎の動脈が拡張し、仙骨神経が活性化されて筋肉が収縮します。レム睡眠の陰茎勃起は、夢の内容や性欲とは無関係です。痛みをともない眠れなくなってしまう場合は、睡眠関連疼痛性陰茎勃起と診断されることもあります。

第8章　「パフォーマンスが下がる」を解決する 快眠アイデア

TIPS

122

現金報酬より
仮眠が生産性のカギ

生産性を高めるには報酬を上げるべきでしょうか

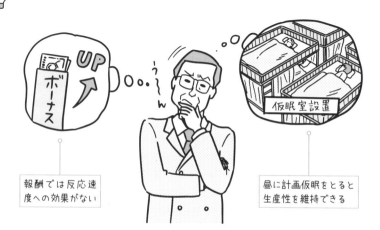

報酬では反応速度への効果がない

仮眠室設置

昼に計画仮眠をとると生産性を維持できる

ADVICE

気分より生理的な解決法を選ぶ！

　生産性を向上させるために報酬を上げても、実際には効果がないようです。覚醒から時間が経過するほど反応は鈍くなりますが、仮眠後には反応速度は維持されることが明らかになっています。一方で、仮眠をとらない群に報酬を与えると約束しても、実施の反応速度には改善が見られませんでした。計画仮眠は気分を上げるより確実に生産性を維持する方法といえます。

理論解説

　実験では、1日に4回反応速度を調べるテストをしたところ、1回目から順に反応速度は低下し、4回目が最も遅くなりました。2回目と3回目の間に仮眠をとったところ、以降の反応速度は低下しませんでした。仮眠しない群に報酬を与えても、反応速度は向上しませんでした。

昼間の集中力低下による寝落ちの原因は脱水かも

　マスクの着用やリモートワークによって、昼間の集中力が低下し、寝落ちしてしまうという相談が増えています。この原因の１つに、脱水があります。職場では、ペットボトルやマイボトルで飲み物を飲んでいた人も、家で仕事をしていると何も飲まずに作業をし続けてしまう傾向があります。また、職場に出勤していても、マスクを着用していると口やのどの渇きが感じられにくく、水分補給をすることに注意が向かなくなってしまいがちです。脱水と作業中の寝落ちに、**直接的な因果関係があるのかは確認されていませんが、臨床では水分補給を実行してもらうと寝落ちが改善することがあります。**

> **理論解説**
>
> 　水分補給が必要な理由として、まず、同一姿勢で作業を続けることの弊害を示した研究があります。作業姿勢と作業の正確さを検証した実験では、寝転んだ姿勢より、座った姿勢の方が作業が正確だということが示されました。ところが、座った姿勢でも作業をし続けていると正確性が低下しました。脳波を調べると、考えの切り替えや新しい情報への反応が低下することが明らかになったのです。姿勢がよくても、同じ姿勢で作業し続けることは脳の働きを低下させてしまいます。では、**どのくらいで姿勢を変えればよいか、という１つの基準が30分です。** 30分同じ姿勢をとり続けると、血流が滞ることが明らかになっています。血液を栄養源とする脳の活動を保つには、30分に１回姿勢を変える必要があります。血流を保つには、当然水分補給も必要です。水分補給の基準は、60分に１回180mℓ、つまり、コップ１杯程度の補給です。

＼もっとしりたい／

仕事休憩の適切なタイミング

　仕事中に休憩をはさむとしたら、どの程度で休憩すればよいのでしょうか？という質問を受けることがあります。これには、**脳の働きから4つの休憩タイミングがあります。**

　まず、一定の脳波状態を保っていることを「集中している」と定義した場合、一定の脳波状態を保てる限界は、4分半だといわれています。考え事をしていて、5分以上同じことについて考え続けるのは難しく、別のことに考え事が派生していくことを経験すると思います。そこで、考え事をするときには、**5分を1単位にして、5分で解決策が見つからなければ、切り上げて**

別の作業をしてみましょう。書類の整理など手作業をすると、脳内はデフォルトモードネットワーク（DMN）に切り替わります。考え事をしていた内容の情報が統合されてひらめくこともあるので、ずっと考え続けているよりも効率がよいです。

　次に、未来の予定について考えが浮かぶのが、16分に1回起こる、という研究があります。例えば、ネットで調べ物をしているときに、15分以上同じことについて調べ続けるのは結構難しいと思います。動画広告を見たり、別の調べたいことを思い出して調べ始めたり、ということがあると思います。**調べ物をするときは、15分を1単位にしてみましょう。** 15分調べて見つからなかったら切り上げます。

　脳の働きを保つために、その栄養源である血流が滞り始めるのが30分で、知的作業の限界が90分だといわれています。 5分、15分、30分、90分という単位を目安に、タスクごとに時間を区切ると、ずっと作業をし続けるよりも効率よく成果を上げることができます。

タスク別休憩のタイミング

5min 15min 30min 90min

考え事
調べもの
同一姿勢の限界
知的作業の限界

場所　**食事**　入浴法　光　運動　睡眠妨害　心身の管理

123 睡眠改善と減塩は両輪で進める

最近、家族に味付けが濃いといわれます……

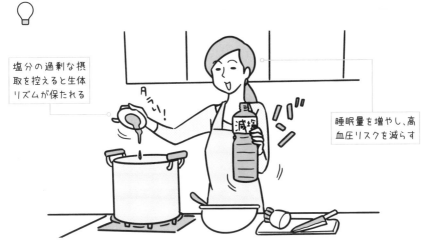

塩分の過剰な摂取を控えると生体リズムが保たれる

睡眠量を増やし、高血圧リスクを減らす

A行ン!!

ADVICE
寝不足だと薄味がわからない！

　塩分を多くとると早めに眠くなるメカニズムが働きますが、早寝をしなければさらに濃い味付けになり、無自覚に塩分摂取が増えていきます。これは、体から睡眠量を増やす必要があるというサインが出ているわけですが、夜更かしを続けると、ただ血圧が上がるリスクが高まるだけになってしまいます。減塩と睡眠改善は両輪で進めていきましょう。

 理論解説

　味付けが濃い食事を取っていると過剰に摂取された塩分が腎臓や肝臓の時計遺伝子に作用して、3時間程度体内時計が早まります。これは、寝不足解消のために過剰に摂取したと判断され、睡眠時間を増やそうとする反応と考えられます。寝不足で濃い味を求める反応も出ます。

寝不足ではお金が貯まらない

寝不足で低下するワーキングメモリ

　睡眠不足になると、記憶力の一種であるワーキングメモリが低下します。ワーキングメモリは、将来の行動に必要な情報を覚えておきながら、不要な情報を排除する機能です。低下すると、余計な情報を無視することができません。

　例えば、買い物中に「今、売れてます！」というPOPを見れば、予定していないものを買いやすくなり、必要なものを忘れてしまいます。

　睡眠不足の人は、貯金が少ないというデータがあります。これは、寝不足により、ワーキングメモリが低下すると、情報の選別能力が下がって浪費をすることが要因だと考えられています。**ワーキングメモリが機能していると、余計な情報を無視して、目的を果たすことができます。**

睡眠を整えると残業も減るかも

　仕事中でいえば、無関係なメールや書類を見ては、目の前の作業を忘れる、という行動が生まれます。現在進行中の作業の効率は下がり、中途半端に手をつけた書類が積み上げられて机がぐちゃぐちゃになるということになります。普段からデスクが書類の山になっているという人は、睡眠改善に取り組むと脳が情報を整理できてデスクがきれいになることもあります。

　ワーキングメモリは情報を選別する前帯状回と、集中する背外側前頭前野の連携によって、無駄な情報を排除するので、しっかり機能しているとやるべきことを見失いません。睡眠不足になると、ワーキングメモリが低下し、残業が増える悪循環になります。

第 9 章

成果を見える化する
睡眠記録のつけ方

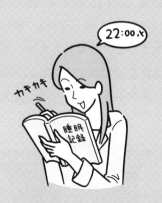

1 睡眠改善には 記録が必須

◆ 睡眠感を鍛える！

　主観的な睡眠の感覚を鍛えると、実際の睡眠が改善します。人間は、おとといの睡眠を覚えていません。覚えていないと「全然眠れなかった」といいがちですが、実際には、少しの時間は眠っていることが多いです。全然眠れないという言葉を使うと、自分自身が不安になってしまうので、睡眠を改善するには、まずは、睡眠の記録をとって事実確認をすることが必須です。

◆ 他人から眠れているように見える寝不足の人は要注意

　睡眠は、主観と客観にギャップが生じます。「眠れない」と思っていても、他人からは十分眠っているように見えたり、眠りに困っていない人の睡眠脳波が頻繁に途切れていたりすることもあります。主観と客観のギャップが大きいほど、メンタル不調のリスクが高いです。

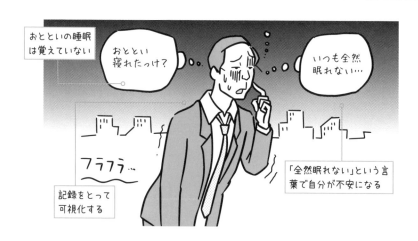

2 睡眠記録の書き方

◆ 睡眠を可視化して不安を遠ざける！

24時間に分割した時間軸を用意し、眠っていた時間を塗りつぶし、ベッドにいた時間に矢印を引きます。眠気があった時間に斜線を引いてみましょう。睡眠の記憶は覚えていないので、できるだけ朝のうちに書いてみましょう。手で書くことが重要で、自分の主観を鍛えるために書くので、夜中に目覚めても時計を見ずに、体の感覚に従って大体の時間で記録してみましょう。

◆ 睡眠記録は手書きがベスト

手書きをすると、視覚だけでなく、触覚や手の動きの固有感覚の情報も脳に届きます。感覚情報は後方連合野に集まり、行動を選択する前頭

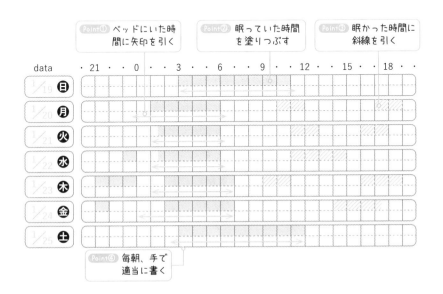

葉に送られます。複数の感覚情報が集まるほど情報が鮮明になり、前頭葉の思考だけで先走らず、事実に基づいて行動を選択することができます。

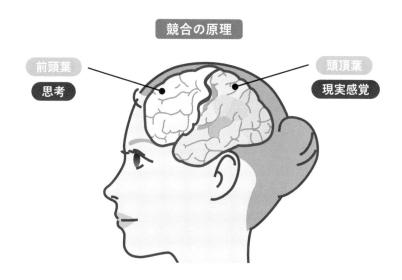

競合の原理

前頭葉

思考

頭頂葉

現実感覚

3 記録を見れば 解決方法がわかる

◆ 可視化して自分を俯瞰する！

数日の記録がつけられたら、平均的な入眠時間と起床時間に線を引いてください。入眠より前に矢印の線が引いてあれば、就寝が早すぎて寝つきにくくなっているので、就寝を遅らせてみましょう。起床時間の差を3時間差に収めるために、起床の3時間後に、座って二度寝をしてもいいので、いったん起きる線を引きます。起床11時間後に線を引き、その時間の居眠りを避けましょう。

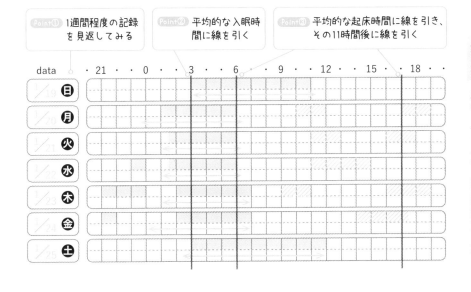

◆ メタ認知とは？

　自らの行動を、第三者的に俯瞰する能力をメタ認知といいます。メタ認知は、前頭葉のブロードマン 10 野が主に担っています。主観的な睡眠を可視化して振り返る作業は、メタ認知のトレーニングであり、メタ認知が上達すれば、事実を正確にとらえられ、科学的な行動が選択できるので不安感が起こりにくくなります。

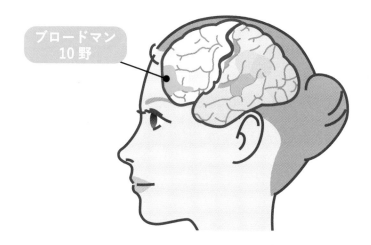

ブロードマンの脳地図における 10 野

ブロードマン
10 野

4 記録なしに 相談には乗らない

◆ 事実確認なしに解決はない！

　睡眠の相談をされたら、まず昨晩から今朝までの睡眠を記録に起こしてみましょう。それが平均的な1日かを聞き、そうでなければ、違うパターンも記録にしてみましょう。記録にして第9章3節の手順で分析してみると、なぜトラブルが起こっているのか、どうすれば解決できそうなのかがわかります。逆に記録をつけずに相談に応じると、解決せず不安が強まってしまいます。

　覚えていない睡眠の話に答えることで、他人と比較して不安が強まったり、俗説が広まったりすることがあります。人と比べず、情報におどらされないために、曖昧なまま対話せず、記録をつけましょう。記録をつければ、どんなトラブルでも解決の糸口が見つけられます。

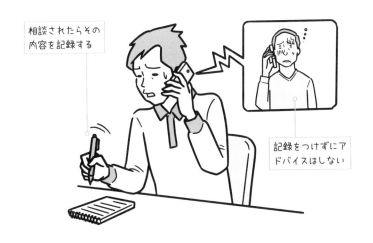

相談されたらその内容を記録する

記録をつけずにアドバイスはしない

いかがでしたでしょうか?

　本書でお話しした内容は、まずはご自身の体で試していただき
たいと思います。睡眠リズムの2週間という単位で、脳や体の変
化を感じていただけると思います。また、本書の中に、人に伝え
てみたいと思った内容もあったかもしれません。ご家族やご友人
などに、「こんなこと書いてあったよ」とお伝えいただけるだけ
で、その方が、何年も悩んでいたことがあっさりと解決する、と
いうことがこれまで何度もありました。

　冒頭でお話ししたように、私たちは睡眠について習わないので
知らないだけで、知ってしまえば、そんなに悩むことでもなかっ
た、ということが多いのです。

　睡眠は、とにかく世間話の題材になりやすいものです。「私は5
時間眠れば充分よ。あなたは寝すぎよ」とか「いつもコロっと眠
れて8時間はまったく起きない」といった話を聞いて、自分の睡
眠と比べてショックを受け、それをきっかけに眠れなくなるとい
う人は少なくありません。

　世間話は、睡眠に関する情報交換の場になっているものの、睡眠
に関するプレッシャーの掛け合いのようにもなっているのです。

　睡眠という現象は、体のように実体がありませんし、一昨日の

睡眠も覚えていないくらいなので、人から指摘されたり、自分が悩んでいることを他人はいとも簡単にできるという話を聞いたりすると、途端に不安になります。この不安を防ぐために、本書では睡眠の記録をとって自己分析する方法をご紹介しています。

　睡眠について、周りの人とプレッシャーを掛け合ってしまったり、不安をあおったりしてしまうのは、やはり共通する知識の土台ができていないことが原因だと思います。

　2002年より、大学病院に睡眠科が設立され、現在は睡眠の研究が盛んに行われてきているので、私たちからも科学的に検証された情報にアクセスしやすくなりました。その情報を自分に落とし込み、毎日の生活の充実に活用する姿勢がつくられれば、睡眠の世間話は、不安をあおるものではなく、より安全な業務を遂行し、ハイパフォーマンスを発揮するための情報交換に格上げすることができるはずです。

　2020年の新型コロナウイルス感染拡大の影響で、会社や学校に通うから朝起きられていた、というような、社会的な生活リズムは保障されず、自分の力でリズムをつくっていかなければならない状況になりました。社会の流れも、様々なライフスタイルが可能になり、みんなが同じ時間帯に同じことをしている、という時代ではなくなりました。

　生活リズムが自由に構築できるようになるほど、リズムをつくる難易度は高くなり、上手な人とそうでない人の格差が拡大します。本書でお話しした生体リズムは、人間ならば誰にでも備わっ

ているものですが、ただ備わっているだけでは機能してくれません。これからは、自分の人生は、何時に何をする、ということから自分で選択していく時代なのだと自覚して、自らの生体リズムを上手に使う技術を磨くことが必要なのだと思います。

　最後に、本書を通じて、睡眠だけでなく、自分の脳や体のしくみに興味を持っていただけたらうれしいです。自分自身を知ることで、上手に自分と付き合えるようになる。そうなれば、思い通りの生活をおくることもできると思います。

　ぜひ、睡眠をきっかけに自分自身に能動的に関心を持ち続けてください。皆さんの益々のご活躍を、心から祈っています。

2021 年 2 月　菅原 洋平

本書内容に関するお問い合わせについて

このたびは翔泳社の書籍をお買い上げいただき、誠にありがとうございます。弊社では、読者の皆様からのお問い合わせに適切に対応させていただくため、以下のガイドラインへのご協力をお願いいたしております。下記項目をお読みいただき、手順に従ってお問い合わせください。

◆ ご質問される前に

弊社 Web サイトの「正誤表」をご参照ください。これまでに判明した正誤や追加情報を掲載しています。

正誤表　https://www.shoeisha.co.jp/book/errata/

◆ ご質問方法

弊社 Web サイトの「刊行物 Q&A」をご利用ください。

刊行物 Q&A　https://www.shoeisha.co.jp/book/qa/

インターネットをご利用でない場合は、FAX または郵便にて、下記 " 翔泳社 愛読者サービスセンター " までお問い合わせください。

電話でのご質問は、お受けしておりません。

◆ 回答について

回答は、ご質問いただいた手段によってご返事申し上げます。ご質問の内容によっては、回答に数日ないしはそれ以上の期間を要する場合があります。

◆ ご質問に際してのご注意

本書の対象を超えるもの、記述個所を特定されないもの、また読者固有の環境に起因するご質問等にはお答えできませんので、あらかじめご了承ください。

◆ 郵便物送付先および FAX 番号

送付先住所 〒 160-0006　東京都新宿区舟町 5

FAX 番号 03-5362-3818

宛先 （株）翔泳社 愛読者サービスセンター

索引

菅原 洋平　（すがわら・ようへい）

作業療法士。ユークロニア株式会社代表。
アクティブスリープ指導士養成講座主宰。
国際医療福祉大学卒。国立病院機構にて脳のリハビリテーションに従事したのち、
現在は、ベスリクリニック（東京都千代田区）で薬に頼らない睡眠外来を担当する
かたわら、生体リズムや脳の仕組みを活用した企業研修を全国で行う。その活動は、
テレビや雑誌などでも注目を集める。主な著書に、13万部を超えるベストセラー『あ
なたの人生を変える睡眠の法則』、12万部突破の『すぐやる！行動力を高める科学
的な方法』など多数。

装丁・本文デザイン／ DTP　次葉
装丁・本文イラスト　ひらのんさ

働く人の疲れをリセットする 快眠アイデア大全
誰にでも効く光×体温×脳のアプローチ

2021 年 3 月 17 日　初版第 1 刷発行

著者　　　菅原 洋平
発行人　　佐々木 幹夫
発行所　　株式会社 翔泳社（https://www.shoeisha.co.jp）
印刷・製本　株式会社 ワコープラネット

ISBN 978-4-7981-6640-7　　　　　　　　　　　　　　　　　Printed in Japan